MALADIE DE LYME :
RÉALITÉ OU IMPOSTURE

DU MÊME AUTEUR

Les Maladies en voyage – La santé en voyage, Seuil, coll. « Points Planète », 1988
Vivre séropositif, avec M. Gentilini, Éditions du Rocher, 1995
Santé & voyages, Aventis Pasteur MSD, 2000
Urgence sanitaire, Robert Laffont, 2020

Pr ÉRIC CAUMES

MALADIE DE LYME : RÉALITÉ OU IMPOSTURE

BOUQUINS

document

92, avenue de France 75013 Paris
ISBN 978-2-221-24787-7
Dépôt légal : mai 2021

GLOSSAIRE DES ABRÉVIATIONS

FFMV : Fédération française contre les maladies vectorielles à tiques

HAS : Haute Autorité de santé

HCSP : Haut Conseil de santé publique

DGS : Direction générale de la santé

COPIL : Comité de pilotage

SPILF : Société de pathologie infectieuse de langue française

MVT : Maladie vectorielle à tiques

Seuls les acronymes les plus utilisés dans ce texte sont explicites ici. Chaque acronyme est explicité dans sa première apparition dans le texte.

Errare humanum est,
perseverare diabolicum
(L'erreur est humaine, persévérer
[dans l'erreur] est diabolique)

Citation latine attribuée à Sénèque
(4 avant J.-C. – 65 après J.-C.)

Introduction

Ce livre n'est pas un livre exclusivement dévolu à la maladie de Lyme. Un seul chapitre est consacré à la description de cette maladie. Car il y a d'excellents livres de médecine et articles scientifiques où on peut apprendre tout ce que l'on veut savoir sur le Lyme (je parlerai beaucoup de Lyme plutôt que de maladie de Lyme par facilité).

Ce livre n'est pas un témoignage d'un malade de Lyme, comme le sont la plupart des autres livres sur la maladie de Lyme que l'on trouve dans le commerce, des livres écrits par des malades supposés ou réels du Lyme, en tout cas persuadés d'avoir un Lyme, souvent guéris par les thérapies naturelles et se reconvertissant, pour certains, thérapeutes du Lyme.

Ce livre n'est pas un nouveau plaidoyer d'un énième « Lyme docteur » sur la forme chronique de la maladie de Lyme, ni sur l'extrême gravité supposée de la maladie, ni sur le problème de santé émergent que cela pourrait constituer. Depuis qu'elle a été décrite pour la première fois en 1978, la maladie de Lyme est devenue, pour d'irréductibles « Lyme docteurs », pour la plupart regroupés, en France, au sein de la Fédération française contre les maladies vectorielles à tiques (FFMVT), un problème de santé publique majeur. Mais pour nous, médecins ou spécialistes de santé publique, il n'en est rien. En effet, avec une estimation de 55 000 cas vus en médecine de ville chaque année, de moins de 1 000 patients hospitalisés par an, et de zéro mort répertorié, il nous apparaît abusif d'en faire un problème de santé publique majeur. On est tout de même très loin des chiffres d'autres maladies infectieuses graves : Covid-19, grippe, infections à pneumocoques, tuberculose, etc. Même le paludisme, qui pourtant n'existe pas en France et n'est rencontré que chez les voyageurs de retour de pays tropicaux, tue plus en France que la maladie de Lyme.

En fait, l'affaire est compliquée par l'émergence de croyances souvent véhiculées par la FFMVT ou d'autres associations semblables, les réseaux sociaux et certains médias, qui se font un relais des « Lyme docteurs », même si c'est en contradiction avec des faits scientifiquement établis, et par la complaisance des autorités politiques qui versent plus dans la démagogie que dans la science. Ce désaccord porte en fait sur trois choses principales : le polymorphisme clinique de la maladie, l'interprétation des tests sérologiques et l'existence d'une forme chronique de la maladie qui ne pourrait répondre qu'à plusieurs mois de traitement antibiotique.

Dans ce contexte, ce livre est un double témoignage.

C'est d'abord le témoignage d'un médecin, professeur de maladies infectieuses (la maladie de Lyme est une maladie infectieuse) que rien ne prédisposait initialement à s'intéresser à cette pathologie, non parisienne. Je l'ai découverte comme un autodidacte du Lyme, au fur et à mesure du déroulé de ma carrière. Je suis tombé dans le Lyme comme Obélix dans la potion magique, par accident. Car je suis plutôt spécialisé en médecine tropicale et en médecine des voyages, en maladies émergentes (comme le Covid), et en maladies sexuellement transmissibles, ma spécialité de base étant la dermatologie.

C'est cette découverte, et tous ses à-côtés, que je vais vous faire partager. Et pour commencer, comment suis-je tombé dans le chaudron du Lyme ?

En 2005, à l'occasion de la Conférence de consensus sur la maladie de Lyme (qui sera publiée en 2006), j'ai été contacté pour rédiger une partie du travail, celle sur le traitement de la phase primaire dite localisée de la maladie de Lyme, l'*erythema migrans* ; un choix pouvant paraître étrange pour quelqu'un qui n'en avait pas une grande expérience. Mais telle était la règle à l'époque, plutôt choisir quelqu'un dont c'est dans le domaine de compétence supposée (la dermatologie infectieuse), mais qui a un regard de néophyte, un « œil neuf ». D'ailleurs à l'époque, j'avais dû voir moins d'une dizaine de cas de Lyme, Paris n'étant pas une zone d'endémie majeure de la maladie. Et je n'étais pas répertorié comme spécialiste.

Mais depuis, les choses ont bien changé, et je voyais, jusqu'à l'émergence du Covid-19 en 2020, une centaine de cas supposés de Lyme par an. Car la publication de la Conférence de consensus 2006 et de l'article sur le traitement de l'*erythema migrans* a fait apparaître mon nom dans les moteurs de recherche sur le Lyme.

Et quand on voulait un professeur parisien « spécialiste de Lyme » pour un avis, il n'y avait grossièrement que deux choix possibles en Île-de-France, un de mes collègues de Garches, figure de proue des « Lyme docteurs », le professeur Christian Perronne, et moi-même. La réputation du Pr Perronne n'a pas survécu à ses trop nombreux dérapages sur le Covid-19, le monde scientifique et journalistique ayant pris conscience, à cette occasion-là, que ce professeur était bien sorti des routes de la science. Mais cela faisait déjà quelque temps. Quoi qu'il en soit, mon collègue de Garches m'a initialement envoyé des malades, tellement il était submergé. Puis, rapidement, il a adressé ses patients à d'autres collègues « Lyme docteurs » car, après une lune de miel sur laquelle je reviendrai, je ne partageais plus sa vision de la maladie. Je lui ai même dit un jour : « C'est quand même étrange, tu les guéris tous, mais moi je n'en guéris aucun. » J'ai publié mes résultats, lui jamais.

Et c'est ainsi qu'au cours des dix années suivantes, je suis devenu progressivement, presque à l'insu de mon plein gré, un expert supposé du Lyme. Mais je m'estime plutôt un expert en « maladie de non-Lyme » ou en « non-maladie de Lyme ». Car près de 90 % des malades qui me consultent pour Lyme supposé, comme beaucoup de ceux consultant mes confrères à Nancy, Besançon ou ailleurs, n'ont pas de Lyme. Ils sont en fait victimes d'une erreur de diagnostic (« sur-diagnostic »), reçoivent un traitement pour un Lyme qu'ils n'ont pas (« sur-traitement »), et pour finir ont une véritable perte de chances, car leur maladie réelle n'est ni diagnostiquée ni traitée. Or ce phénomène de sur-diagnostic et sur-traitement du Lyme est connu depuis plus de vingt ans aux États-Unis. Ce n'est donc pas nouveau. Mais en France tout le monde a semblé le découvrir tardivement malgré l'amas de littérature scientifique sur le sujet. Pourquoi un tel déni d'une réalité scientifique bien établie ?

Mon autre témoignage est plus celui d'un ancien expert auprès des autorités de santé de l'État : Haut Conseil de la santé publique (HCSP), Haute Autorité de santé (HAS). J'ai été nommé expert auprès de la HAS pour réécrire, avec d'autres collègues, les nouvelles recommandations de prise en charge de la maladie de Lyme en 2016. Dans ce groupe de travail, je représentais la Société française de dermatologie, dont je suis membre d'honneur, et je n'y étais pas en tant que spécialiste des maladies infectieuses. Les travaux de la HAS ont duré environ deux ans pour aboutir à la publication de recommandations sous la seule responsabilité de la HAS, l'ensemble des sociétés savantes ayant participé au groupe de travail refusant d'endosser les recommandations. D'autres suivront, comme nous le verrons…

J'ai aussi été nommé expert au sein du Haut Conseil de la santé publique (HCSP), commission « maladies transmissibles », pendant des années. À cette époque, le HCSP a publié un travail sur la maladie de Lyme, que j'ai suivi de plus loin. Il faut dire que c'était le Pr Perronne lui-même qui dirigeait cette commission, et il était de bonne guerre de m'écarter de ce groupe de travail dont je soupçonne le président de s'être fait un peu manipuler. J'ai dirigé, au sein de cette commission pendant deux années, la section « médecine des voyages » jusqu'à sa disparition. Je pensais donc être bien au fait du fonctionnement démocratique d'une autorité de santé dans un État de droit. Mais, avec le Lyme, j'ai découvert le côté obscur de la force. J'ai rencontré des personnes, *a priori* très capables, qui perdaient tout sens de la réalité et de la mesure, principalement au niveau de la HAS, où j'ai vu un degré de compromission, car il ne s'agit certainement pas de bêtise, rarement vu pour des problèmes de santé publique. Il faut toutefois souligner que le groupe de travail « Lyme » de la HAS était piloté par le Pr Jérôme Salomon, adjoint de… Christian Perronne à Garches, et futur directeur général de la santé sous l'ère Macron. De fait, j'ai déjà participé à des groupes de travail de la HAS, et je peux témoigner du sérieux et de la rigueur habituelle de cette maison. Mais avec le Lyme, la HAS a touché le fond ! Et elle n'est pas la seule des autorités de santé à avoir déçu en la circonstance. Le Lyme rendrait-il fou ?

On peut sérieusement se poser la question quand on entend des autorités scientifiques ou politiques dire de telles sottises en matière de Lyme. Dans une interview au *Point* (9 avril 2019), Jérôme Salomon ne déclarait-il pas : « Les malades vont imposer les traitements à leurs médecins » ? S'il n'était médecin, on se pincerait pour y croire. Mais ce n'est certainement pas le professeur de médecine qui s'exprimait là, plutôt le directeur général de la santé. La politique, quel drôle de monde ! Ce ne sont pas des couleuvres qu'il faut avaler, mais des boas. Dans un éditorial de juillet 2019 sur la maladie de Lyme, paru dans la revue française de référence en maladies infectieuses, *Médecine et maladies infectieuses*, Didier Raoult, un professeur autrefois réputé de microbiologie de Marseille, qui perdra de sa superbe après ses nombreux dérapages sur le Covid-19, s'emmêle les pinceaux en s'essayant à la philosophie. Pour illustrer son propos sur le fait que la vérité scientifique évolue au cours du temps, il cite une phrase de Sir Francis Bacon (le philosophe anglais, pas le peintre) en l'attribuant malencontreusement à Bertolt Brecht. Et dans la référence de cette citation, il cite un certain Berthold B., confondant avec B. Brecht. Dans la phrase d'après, il rapporte à Nietzsche une citation que même Google n'a pas répertoriée. Encore mieux, le livre cité, *La Volonté de puissance*, n'est pas un livre de Nietzsche, mais une falsification reconnue depuis longtemps. Un excellent spécialiste de Nietzsche, Mazzino Montinari, écrivait en 1998 : « *La Volonté de puissance* n'existe pas ». Ce livre est, en fait, une compilation posthume entreprise par sa sœur, Elisabeth Förster-Nietzsche. Et dans la référence de cette citation, il cite un certain Friedrich N., confondant avec F. Nietzsche. J'espère donc que le Lyme ne me sera pas tombé sur la tête comme le Covid et que je saurai raison garder en dépit du fait de parler de Lyme.

Il faut dire qu'entre les pressions des associations, le poids des politiques et l'argent à prendre, il y a bien matière à perdre le sens des réalités. Ainsi, je vais témoigner de manœuvres que je qualifierai d'intimidation, pour ne pas dire de harcèlement moral tant leur répétition est troublante, dont tous les experts qui ne partagent pas l'avis des irréductibles « Lyme docteurs » ont souvent été l'objet. Car je suis loin d'être le seul : une association s'était même vantée en 2018 de poursuivre une douzaine d'entre nous devant les tribunaux pour non-assistance à personne en danger ou je ne sais trop quelle autre sorte de plainte. Le professeur France Cazenave-Roblot, de Poitiers, lassée de leurs agissements, a fini par demander réparation, et obtenir un euro symbolique de dommages et intérêts. Cette minorité très agissante exerce aussi des pressions au niveau des politiques, comme le montre leur influence dans les différents groupes de travail « Lyme » à l'Assemblée nationale ou au Sénat. Il y a même une proposition de loi « visant à étudier la reconnaissance de la chronicité de la maladie » enregistrée en septembre 2019, comme s'ils n'avaient pas d'autres sujets plus urgents à traiter ! Et il est apparu, à la plupart de ceux d'entre nous qui ont été auditionnés, que nous avions affaire à des personnes parfois plus soucieuses d'un témoignage unique dans un journal couvrant leur circonscription électorale que de l'avis d'un groupe d'experts ou des résultats d'une grande étude scientifique incluant des centaines de malades. Enfin, il y avait de l'argent à prendre pour faire de la recherche sur les maladies transmises par les tiques, un domaine où il a déjà été beaucoup cherché, alors que le problème urgent est, plus simplement, de prendre en charge correctement des patients en souffrance et en errance.

Car n'en doutons pas, derrière cette histoire de prétendu Lyme, se trouvent des malades en grande souffrance, avec des parcours d'errance majeure, marqués par une débauche d'examens complémentaires inutiles, par des traitements aussi abracadabrantesques qu'inefficaces, et au final une maladie sous-jacente non diagnostiquée, non prise en charge. Cette histoire est aussi celle de malades pris en otages par des associations qui voient le Lyme partout, délaissés par des médecins désabusés et mal formés, avec en toile de fond des médecins gourous, les « Lyme docteurs », des chercheurs opportunistes et des politiques borgnes si ce n'est aveugles, en tout cas inefficaces.

Cette histoire de Lyme est au carrefour de beaucoup des problèmes actuels de notre société, mais la maladie de Lyme, la vraie, ne présente guère de difficultés. C'est là le véritable scandale de la prétendue maladie de Lyme chronique : une tromperie qui aboutit à laisser les malades avec leur mal-être, en errance et en souffrance, car en réalité, ils souffrent d'autre chose dans près de 90 % des cas.

1

Borréliose de Lyme, une maladie *a priori* pas très compliquée

La borréliose de Lyme, appelée maladie de Lyme par commodité, appartient au monde des maladies infectieuses. Ces maladies sont dues à des agents infectieux, parmi lesquels on distingue bactéries, virus, parasites et champignons. La maladie de Lyme est due à une bactérie qui se transmet par piqûre de tique. Pas n'importe quelle tique. Pourtant, aux yeux du grand public, une tique est une tique et toutes les tiques se ressemblent. Mais en réalité, une seule tique peut transmettre la maladie en Europe : c'est une tique dure (par opposition aux tiques molles) appelée *Ixodes ricinus*.

La tique coupable : *Ixodes ricinus*

La tique coupable en Europe s'appelle donc *Ixodes ricinus*. Ces tiques sont seulement actives de mars à octobre dans les pays tempérés, et sont censées ne pas monter au-dessus de 1 300 mètres d'altitude (1 500 mètres au pire). Le reste du temps, elles hibernent.

La tique se développe en trois stades successifs. Elle peut se fixer à son hôte à n'importe quel stade de son développement. Elle est présente presque partout en France métropolitaine, plutôt dans les régions humides, dans les forêts ou bois, moins souvent les haies ou jardins. Elles sont transportées par les animaux qui les hébergent comme des réservoirs (rongeurs, oiseaux, cervidés, etc.). Elles vivent sur le sol, peuvent grimper jusqu'à plus de un mètre de haut sur des buissons ou herbes hautes, mais *Ixodes ricinus* n'est pas capable de grimper au-dessus de 1,30 mètre. Les tiques piquent leur hôte pendant la journée lors de repas de sang qui durent plusieurs jours. Elles piquent principalement dans les zones humides du corps, et notamment les plis. Elles inoculent l'agent infectieux à l'occasion de ces repas sanguins. Les tiques transmettent les virus et parasites qui les infectent immédiatement, mais pour les bactéries, comme pour la *Borrelia*, la transmission prend plusieurs heures, car le repas sanguin est long, au moins vingt-quatre heures. En fait, la longueur du repas sanguin dépend du stade de maturation de la tique : cela prend d'autant plus de temps que la tique est jeune. Leur piqûre est indolore. Elle peut passer inaperçue. L'homme est un hôte accidentel.

Mais il y a plusieurs centaines de tiques, dont seulement une demi-douzaine peuvent transmettre d'autres maladies infectieuses. Ces tiques contiennent en effet nombre d'agents pathogènes. Une étude française a recensé 25 bactéries différentes, 12 parasites et virus chez des tiques diverses. Néanmoins, toutes les tiques ne contiennent pas les mêmes agents pathogènes. Et surtout toutes les tiques n'ont pas la compétence suffisante pour transmettre l'agent pathogène qu'elles hébergent. On parle de compétence vectorielle pour distinguer la capacité des vecteurs (ici, les tiques) à transmettre un agent pathogène. Les tiques compétentes sont porteuses de l'agent pathogène et capables de le transmettre à l'homme piqué, alors que les tiques non compétentes sont porteuses, mais incapables de transmettre. Et il s'avère que les tiques sont capables de transmettre moins de pathogènes que ceux qu'elles portent, ce qui est plutôt une bonne nouvelle. Par ailleurs, toutes les tiques d'une même espèce ne sont pas porteuses, comme nous allons le voir.

La bactérie responsable : *Borrelia burgdorferi*

Les bactéries responsables de la maladie appartiennent à la famille des spirochètes, au genre *Borrelia*, et c'est principalement l'espèce *Borrelia burgdorferi* qui est responsable de la maladie en France, mais d'autres espèces peuvent être en cause, nous n'entrerons pas dans ces détails.

Rappeler que *Borrelia* appartient à la famille des spirochètes est utile, car cette famille comprend d'autres bactéries dont *Treponema pallidum*, cause d'une maladie connue depuis des siècles, y compris du grand public : la syphilis. Sans surprise, la maladie de Lyme et la syphilis ont donc de nombreuses choses en commun : une évolution lente, une porte d'entrée cutanée ou muqueuse, une évolution en stades successifs, un tropisme cutané, ostéo-articulaire et neurologique, un diagnostic surtout sérologique (voir plus loin), un nombre restreint d'antibiotiques efficaces, mais un traitement facile et efficace.

Histoire naturelle

La bactérie est donc inoculée à l'homme par la tique *Ixodes ricinus* au cours d'un repas sanguin. Il n'y a pas d'autres modes de transmission connus. La transmission est possible seulement quand la tique est active, et reste accrochée suffisamment longtemps à la peau. La bactérie se multiplie très lentement, ce qui explique la lenteur de l'évolution. Elle se multiplie d'abord autour du point de piqûre dans la peau, c'est le stade dit de l'érythème migrant. Puis, dans un deuxième temps, elle dissémine vers d'autres organes, principalement les grosses articulations et le système nerveux. Et l'on distingue la phase disséminée précoce (dans les six mois qui suivent la piqûre) et la phase disséminée tardive (plus de six mois après la piqûre).

Tout ce processus est plus incertain qu'il n'y paraît. Seules 1 % à 30 % des tiques *Ixodes ricinus* sont infectées par la *Borrelia* en France, et cela varie beaucoup selon la région. Même en cas de piqûre de tique dans une région d'endémie importante de maladie de Lyme, la probabilité de transmission ne dépasse pas 5 %. Et même en cas d'*erythema migrans* (la phase initiale de la maladie) non traité, la probabilité d'évoluer vers le stade disséminé ne dépasse pas 10 % (annexe 1, page 161). Cela explique que la plupart des cas de Lyme observés en France soient des *erythema migrans*. Leur observation par des médecins dits « sentinelles » est d'ailleurs à la base des connaissances quant à la répartition géographique de la maladie et à d'autres données épidémiologiques (nombre de patients, âge et sexe, distribution géographique et saisonnière).

L'histoire naturelle de la maladie explique que la maladie de Lyme est beaucoup moins fréquente que les piqûres de tiques. Une étude faite en 2016 a montré qu'un quart de la population française avait au moins une fois été piquée par une tique. On est loin de tels chiffres pour la maladie de Lyme, même dans les populations les plus exposées que sont les métiers de la forêt. Dans le nord-est de la France, chez les travailleurs forestiers asymptomatiques, la fréquence de la positivité de la sérologie de Lyme (qui traduit une infection d'ancienneté indéterminée, pas forcément une maladie active, car beaucoup d'infections peuvent être latentes) était estimée à 14 % dans une étude publiée en 2018. Elle était de 15 % dans une population identique de forestiers d'Île-de-France dans une étude publiée 21 ans plus tôt, en 1997. Or il s'agit d'une population très exposée aux piqûres de tiques, qui peuvent être quotidiennes en certaines saisons.

Une maladie peu grave

La maladie de Lyme n'est pas une maladie grave ! Sinon, comment expliquer le contraste entre le nombre relativement élevé de consultations pour Lyme en médecine de ville (55 000 par an environ) et le nombre faible de malades hospitalisés pour Lyme (900 patients par an), avec l'absence de décès (qui sont exceptionnels, même à l'échelle mondiale). Ce n'est vraiment pas le profil d'une maladie grave. C'est pourquoi elle est habituellement prise en charge par des médecins généralistes en ville.

En médecine générale, il s'agit dans 95 % des cas d'*erythema migrans*, le stade localisé initial de la maladie. Ces malades sont d'ailleurs vus en consultation entre mars et octobre, période d'activité des tiques.

Par contraste, les hospitalisations liées à la maladie de Lyme se situent surtout entre juin et novembre, avec un pic entre juillet et septembre, correspondant au délai d'apparition retardé des formes disséminées. Et il s'agit de formes neurologiques dans plus de 50 % des cas. On ne meurt pas beaucoup de la maladie de Lyme. Les exceptionnelles formes mortelles sont les atteintes cardiaques. Même les formes neurologiques sont de bon pronostic sous réserve qu'elles aient été traitées tôt. Il a aussi été montré qu'il n'y avait aucune différence de durée de vie entre les patients atteints de maladie de Lyme et le reste de la population, ce qui ne plaide pas non plus en faveur d'une maladie grave.

Cette impression de non-gravité est corrélée avec les cas de déclaration en maladies professionnelles dans le régime agricole. À titre d'exemple, 39 cas de maladie de Lyme avaient été déclarés au régime agricole comme maladie professionnelle en 2015, ce qui fait très peu, eu égard à la forte prévalence de l'infection chez les forestiers qui sont infectés pour environ 15 % d'entre eux, comme nous l'avons vu plus haut.

Une répartition géographique bien connue

Depuis 2009, il existe une surveillance grâce à des réseaux de médecins généralistes sentinelles. Celle-ci montre une importante disparité régionale. Les régions les plus touchées en France métropolitaine sont l'Alsace, la Lorraine et le Limousin. L'incidence de la maladie de Lyme est faible en Île-de-France (Paris et sa région) comparativement au Limousin (taux d'incidence annuels allant de 29 cas pour 100 000 habitants en 2012 à 617 cas pour 100 000 habitants en 2016), à l'Alsace (87 cas pour 100 000 habitants en 2014 à 281 cas pour 100 000 habitants en 2016) et en région Rhône-Alpes (56 cas pour 100 000 habitants en 2009 à 164 cas pour 100 000 habitants en 2013). Les régions les moins touchées sont celles du pourtour du bassin méditerranéen. La maladie est absente dans les départements d'outre-mer, et peu fréquente dans les pays tropicaux en général.

L'estimation de l'incidence annuelle moyenne de la borréliose de Lyme par le réseau de médecins sentinelles en France métropolitaine était de 53 cas pour 100 000 habitants entre 2009 et 2017, toutes formes confondues (érythème migrant et formes disséminées). Une augmentation du nombre de cas déclarés a été constatée en 2016, donnant une incidence moyenne de 84 cas pour 100 000 habitants (soit un peu moins de un habitant sur 1 000). Cette augmentation, alors que les chiffres étaient plus ou moins stables depuis des années, demande à être confirmée. Mais elle pourrait refléter tout autant une plus grande vigilance qu'une légère augmentation de la maladie. Le taux d'hospitalisation pour maladie de Lyme en France entre 2005 et 2017 était en moyenne de 0,7 cas pour 100 000 habitants par an (soit 7 cas pour un million d'habitants).

Deux classifications

Il existe deux classifications pour présenter les manifestations cliniques de la maladie de Lyme. La classification ancienne est évolutive, en trois stades successifs : primaire, secondaire et tardif ou respectivement stade localisé, disséminé précoce et disséminé tardif. Elle colle plus à l'histoire naturelle de la maladie, mais au-delà du stade primaire, la dynamique est moins apparente. L'autre classification, plus récente et plus utilisée, distingue les manifestations cliniques en fonction de leur localisation (cutanée, articulaire, neurologique, autre). Elle a l'inconvénient de regrouper des manifestations survenant à des stades différents de la maladie. Mais les deux classifications se superposent en partie. Et seule la lésion cutanée initiale d'érythème migrant individualise clairement le stade primaire. Ensuite, les manifestations cliniques sont moins caractéristiques d'un stade disséminé précoce ou tardif.

L'érythème migrant, stade cutané initial

Le stade primaire, ou cutané localisé, est appelé érythème migrant (ou *erythema migrans*). Il représente 85 % des cas de Lyme observés en France. Il apparaît une à quatre semaines après la piqûre ou l'exposition possible (car la piqûre peut passer inaperçue). L'érythème migrant est dit « pathognomonique » de la maladie, c'est-à-dire qu'il ne peut être en rapport qu'avec la maladie de Lyme. Une à quatre semaines après la piqûre de tique apparaît une tache rouge sur la peau, qui va s'étendre de façon centrifuge autour du point de piqûre. C'est une lésion cutanée, plane, rouge, plus ou moins foncée, annulaire, bien limitée en périphérie, avec éclaircissement central possible, et de taille supérieure à 5 cm. Elle est indolore, ne gratte pas, et régresse spontanément en quelques semaines, sans laisser de séquelles, avec un risque (estimé à moins de 10 %) d'évoluer vers un stade ultérieur.

Mais beaucoup d'autres maladies dermatologiques peuvent se présenter sous forme de plaque rouge (érythémateuse). Le diagnostic positif d'érythème migrant nécessite donc de retrouver les caractères dermatologiques sus-décrits. Le principal diagnostic qui peut être confondu avec l'érythème migrant est une lésion cutanée réactionnelle « allergique » à la salive de la tique. La lésion cutanée est alors un peu en relief, prurigineuse (elle gratte), non extensive et résolutive en moins d'une semaine. Mais il existe une dizaine d'autres diagnostics dermatologiques possibles.

Manifestations viscérales des phases disséminées, précoces et tardives

Le stade disséminé précoce, ou stade secondaire, apparaît dans les six mois qui suivent la piqûre, et dans moins de 10 % des cas d'érythème migrant non traités ou passés inaperçus, ce qui est fréquent. L'absence de reconnaissance et de traitement aboutit à une évolution par étapes successives ou progressivement et lentement vers le stade disséminé tardif.

Les principales manifestations de la maladie à ce stade sont neurologiques. Toutefois, elles représentent moins de 10 % des cas de Lyme déclarés en France. Les atteintes neurologiques les plus fréquentes sont précoces, survenant habituellement dans les trois premiers mois après la piqûre. Il s'agit dans deux tiers des cas de méningo-radiculite qui, comme son nom l'indique, associe une méningite et une radiculite, c'est-à-dire l'atteinte d'une racine nerveuse, incluant les atteintes des paires crâniennes, et pouvant donner des paralysies faciales. La principale manifestation clinique d'une radiculite est une douleur, souvent à type de brûlure (un peu comme dans le zona), localisée dans le territoire neurologique innervé par cette racine nerveuse. Les autres manifestations sont diverses : méningite (très peu symptomatique et souvent seulement décelable avec une ponction lombaire), polyradiculonévrite (atteinte de plusieurs racines nerveuses), myélite (atteinte de la moelle épinière) et encéphalite (atteinte cérébrale de présentation très polymorphe). Le diagnostic de ces formes neurologiques relève de la ponction lombaire qui montre une méningite et la présence d'anticorps contre la bactérie du Lyme. À un stade très précoce, cette recherche d'anticorps peut néanmoins être prise en défaut, comme c'est reconnu dans cette maladie (faux négatifs).

Les atteintes neurologiques tardives sont encore plus rares. Elles se présentent de façon plus insidieuse sous forme de méningite, et/ou d'encéphalite d'installation progressive, de neuropathie sensitive plutôt que motrice (c'est-à-dire douloureuse plutôt que paralysante), voire exceptionnellement d'accidents vasculaires cérébraux. Il existe toujours des signes cliniques objectifs (c'est-à-dire décelables à l'examen clinique), une présence d'anticorps dans le sang et des anomalies du liquide céphalo-rachidien (soustrait par ponction lombaire), avec là aussi présence d'anticorps et synthèse *in situ*. Les signes radiologiques ne sont visibles que par des examens sophistiqués (IRM) et sont considérés comme non caractéristiques de la maladie.

Les manifestations rhumatologiques sont deux fois moins fréquentes que les manifestations neurologiques en France (au contraire des États-Unis, où elles sont plus fréquentes). Elles sont responsables d'une arthrite (inflammation d'une articulation) atteignant le plus souvent (95 % des cas) le genou. Elle se traduit alors par un gonflement douloureux du genou. Il n'est pas très handicapant puisqu'il est classiquement dit que l'on peut prendre appui sur la jambe, voire marcher, ce qui est très inhabituel pour une arthrite infectieuse. Plus rarement, plusieurs articulations peuvent être atteintes. L'arthrite évolue spontanément vers la guérison puis la récidive, exceptionnellement la chronicité.

Les manifestations cutanées, témoins d'une dissémination, sont moins fréquentes. Au stade précoce, il s'agit du lymphocytome borrélien. C'est une lésion cutanée, très en relief, d'aspect presque tumoral, d'évolution très lente, non prurigineuse, localisée dans des endroits particuliers (lobe de l'oreille, aréole mammaire). Au stade tardif, il s'agit de l'acrodermatite chronique atrophiante, une atteinte cutanée chronique d'un segment de membre qui évolue vers une phase atrophique avec une peau qui devient fine et scléreuse.

Les atteintes cardiaques sont très rares. Il s'agit principalement de troubles de la conduction cardiaque, plus rarement de péricardite. Les autres manifestations (ophtalmologiques, hépatiques…) sont exceptionnelles.

Diagnostic biologique

D'une manière générale, le diagnostic d'une maladie infectieuse repose normalement sur la mise en évidence (on ne discutera pas ici les différentes techniques possibles) de l'agent infectieux responsable à partir d'un prélèvement sanguin, urinaire, respiratoire, cutané ou autre (selon la maladie). Dans un tel cas, le plus fréquent, en pratique hospitalière, le patient est traité selon l'agent bactérien isolé et sa sensibilité aux antibiotiques, présumée puis reconnue sur les tests appropriés.

Mais pour certaines maladies infectieuses, on ne peut toujours pas isoler facilement l'agent responsable. C'est le cas de la maladie de Lyme. Le diagnostic est alors évoqué sur un faisceau d'arguments épidémiologiques (une exposition possible à l'agent pathogène, ici *via* la piqûre de tique), cliniques (une symptomatologie compatible) et biologiques (une sérologie, c'est-à-dire la mise en évidence dans le sang d'anticorps dirigés contre la bactérie). Dans le cas du Lyme, le diagnostic biologique repose seulement sur la sérologie, c'est-à-dire la mise en évidence des anticorps dans le sang et le liquide céphalo-rachidien (pour les formes neurologiques). Comme pour tout test sanguin, il existe des faux négatifs (la maladie est présente, mais non détectée par le test) et des faux positifs (le test détecte des anticorps, mais il n'y a pas de maladie). Ces limites sont bien connues par les biologistes et les médecins spécialisés. Elles se retrouvent pour toutes les maladies infectieuses, que le diagnostic soit basé sur des méthodes indirectes (sérologie) ou sur l'identification de l'agent microbien lui-même. Un test biologique doit toujours être interprété dans un contexte épidémiologique et une dynamique clinique. Pour se résumer, à l'exception de l'érythème migrant, pathognomique de la phase précoce localisée, comme dit plus haut, la positivité de la sérologie fait partie du faisceau d'arguments en faveur de la maladie quand les symptômes durent depuis plus de trois mois.

La sérologie combine deux tests : un test de dépistage très sensible (c'est-à-dire qu'il détecte plus de cas qu'il n'y en a vraiment) et un test de confirmation (dit *Western blot*), plus spécifique (qui permet de redresser les erreurs par excès du test de dépistage). Les règles d'interprétation du *Western blot* sont discutées par certains, mais la plupart des experts dans le monde entier s'accordent pour dire qu'au moins trois bandes positives sont exigées pour confirmer la positivité de la sérologie. Mais de plus en plus d'experts considèrent que l'on pourrait se passer de *Western blot*.

La sérologie détecte aussi deux formes d'anticorps, les IgM et les IgG. Les premières apparaissent précocement et disparaissent en laissant progressivement place aux IgG. Les IgM se voient plutôt dans les formes précoces et les IgG dans les formes tardives. Mais il y a beaucoup de faux positifs lors du dépistage des IgM avec le test ELISA. La confirmation de la positivité par le test *Western blot* est encore nécessaire. Et même en cas de *Western blot* positif, le diagnostic biologique n'est pas assuré. La persistance d'IgM isolées (c'est-à-dire sans apparition d'anticorps de type IgG) au-delà de six mois après l'apparition des signes doit être considérée comme un faux positif.

Dans la phase précoce localisée de la maladie, la sensibilité de la sérologie, est mauvaise (seulement un tiers des malades sont positifs). Le diagnostic ne repose alors pas sur la sérologie, mais sur la clinique de l'érythème migrant. Les IgG apparaissent dans les six semaines qui suivent. La sensibilité et la spécificité des tests sont alors supérieures à 90 %. Dans les formes tardives, la sensibilité des tests sérologiques est proche de 100 %. Ainsi, une sérologie négative en IgG chez des patients ayant des symptômes depuis plus de six mois doit faire douter de la réalité du diagnostic de maladie de Lyme. Enfin, les IgG peuvent persister très longtemps après la guérison (environ 50 % sont négatives dix ans plus tard). Par conséquent, le suivi sérologique n'est pas recommandé, et l'efficacité du traitement s'évalue sur l'évolution clinique qui est habituellement rapidement favorable.

Le diagnostic de maladie de Lyme repose donc sur des arguments :

1/ épidémiologiques (exposition possible à une piqûre de tique, en zone d'endémie, en période de transmission) ;

2/ cliniques (symptomatologie compatible avec ce qui est connu de la maladie) ;

3/ biologiques (une sérologie positive chez les patients ayant des symptômes depuis plus de trois mois).

Traitement

Le diagnostic évoqué, le traitement antibiotique est très rapidement efficace, d'autant plus vite et complètement que l'on en est aux stades précoces. Peu d'antibiotiques sont toutefois efficaces : en pratique clinique, on n'en utilise pas plus de quatre.

En fait, le traitement d'une borréliose de Lyme est encore plus simple, et fait surtout appel à un seul antibiotique : la doxycycline. Dans l'érythème migrant, on donne 14 jours de doxycycline (sauf chez l'enfant), l'amoxicilline étant également possible. Dans les formes neurologiques, en cas de forme tardive, la posologie de la doxycycline est doublée, et la durée est prolongée jusqu'à 21 jours, la ceftriaxone par voie intraveineuse étant l'alternative. Le traitement des formes articulaires repose sur l'un des trois antibiotiques (doxycycline, ceftriaxone ou amoxicilline) par voie orale pendant 28 jours.

Les patients présentant des symptômes subjectifs (plaintes), sans signe objectif (anomalie décelable à l'examen physique), mais avec une sérologie positive et en l'absence de traitement antibiotique antérieur bien conduit relèvent d'un traitement antibiotique dit « traitement d'épreuve » (on traite, bien qu'il n'y ait pas de certitude, au bénéfice du doute) ou « traitement présomptif ». La durée de ce genre de traitement ne doit pas dépasser 28 jours. La réponse favorable à ce traitement viendra rapidement apporter une confirmation supposée du diagnostic, même si l'effet placebo peut toujours jouer les trouble-fête. Sinon, il peut être arrêté au bout de 21 jours d'absence de toute amélioration. Il faut alors référer les patients à des spécialistes, car une sérologie positive est fréquente, surtout en région d'endémie.

L'existence de syndrome post-Lyme est très controversée. Mais les antibiothérapies prolongées sont inutiles. Cela a été évalué de façon très rigoureuse dans des essais thérapeutiques bien conduits : il n'existe aucun bénéfice démontré d'une antibiothérapie prolongée (trois mois). Si ces traitements antibiotiques peuvent entraîner une amélioration, celle-ci n'est pas différente de celle observée sous placebo. Par ailleurs, ces traitements ne sont pas sans risque d'effets indésirables, sans oublier le lien entre sur-utilisation d'antibiotiques et apparition de la résistance bactérienne. Il est de toute façon exceptionnel dans une maladie infectieuse bactérienne de voir le bénéfice d'un traitement antibiotique se manifester des semaines après son début ; il en existe déjà très peu où il est nécessaire de prolonger le traitement plus de trois mois (tuberculose, lèpre, Whipple, fièvre Q...).

Il n'existe pas de forme chronique de Lyme résistant à un traitement antibiotique bien conduit. Même pour les formes neurologiques réputées les plus difficiles à traiter, un mois d'antibiotiques suffit. C'est un message fondamental à rappeler. Il est en harmonie avec la nécessité de tempérer l'utilisation abusive des antibiotiques et d'éviter leur sur-utilisation. La prévention de l'émergence de la résistance aux antibiotiques est l'affaire de tous, et elle commence par l'usage rationnel de ceux-ci, dans la maladie de Lyme aussi.

Prévention des piqûres de tiques

La prévention concerne tous les participants à des balades en zones d'endémie en période de transmission (du printemps à l'automne) dans un biotope favorable aux tiques. Par exemple, tous les chefs scouts devraient être informés, mais aussi les campeurs, les chasseurs, les jardiniers et, d'une façon générale, tous les amateurs de plein air à la campagne.

La prévention vise d'abord à éviter les piqûres de tiques. Elle repose alors sur les mesures de bon sens (en cas de pause, interposer un tissu entre le sol et vous ; au retour de balades et dans les trois journées suivantes, inspection de la peau à la recherche de tiques), la protection vestimentaire (pantalon dans les chaussettes, port de vêtements couvrants et d'un chapeau) et l'application d'un répulsif (souvent anti-moustiques et anti-tiques) sur les zones cutanées découvertes. Mieux vaut porter des vêtements clairs, non pas parce qu'ils attirent moins les tiques, mais parce qu'ils permettent de les repérer plus facilement, quand on sort en forêt. Il est aussi conseillé de pulvériser la face extérieure des vêtements avec un insecticide en spray plutôt que de les imprégner au cours d'un lavage. En effet, l'imprégnation est associée à une absorption cutanée faible, de l'ordre de 0,5 %. Même faible et de conséquence inconnue, autant l'éviter. Plusieurs répulsifs revendiquent une efficacité. Ils sont à base de DEET, d'IR3535, de KBR 3023 ou de PMDRBO. Seuls les deux premiers ont une autorisation de commercialisation en France dans cette indication. Un produit à base d'IR3535 est à la fois utilisable sur la peau et sur les vêtements, contre les tiques et les moustiques. L'efficacité contre les tiques a été évaluée chez des souris et des hommes, sur lesquels les données préliminaires sont très encourageantes. Chez la souris, la protection est d'une durée de quatre heures en application cutanée, et de près de sept jours en application textile. L'efficacité a également été évaluée en vie réelle chez des promeneurs en forêt (chasseurs, bûcherons) : aucune tique n'a été constatée dans le groupe de vingt-six personnes ayant appliqué le produit, alors que dans le groupe des dix-sept sujets ne l'ayant pas appliqué, 58 % ont retrouvé une tique sur leur peau.

La deuxième recommandation, importante en matière de prévention, est de détecter la tique accrochée à sa peau avant qu'elle ne transmette la bactérie responsable de la maladie. Comme le repas sanguin doit durer plusieurs heures pour assurer la transmission et que la tique grossit au fur et à mesure qu'elle se repaît du sang de l'hôte, il est recommandé d'inspecter la peau pendant les deux à trois jours qui suivent l'exposition. En cas de piqûre de tique, il convient de la retirer avec un tire-tique qui permet de crocheter la tique, ou, technique plus délicate, avec une pince fine, comme une pince à épiler. La persistance du rostre de la tique dans la peau peut être responsable d'une réaction cutanée locale à un corps étranger qui va mettre un certain temps à s'éliminer. La tique doit être enlevée correctement pour éviter la transmission des agents infectieux lors de ce geste. Si vous avez retiré la tique, gardez-la et faites-la analyser dans un laboratoire de biologie. Parmi les quelque 900 tiques identifiées dans le monde (une quarantaine présentes en France), une demi-douzaine est vectrice de maladies infectieuses et une seule de la maladie de Lyme (en Europe, c'est *Ixodes ricinus*).

Une tique peut être reconnue sur photographie dans la plupart des cas. De quoi être rassuré rapidement si la tique identifiée n'est pas *Ixodes ricinus*. Ces outils d'identification visuelle ont été mis en place en 2015 au Canada, d'abord au Québec puis à d'autres provinces, et fonctionnent grâce à un simple téléchargement de la photo de la tique sur le site (eTick.ca), en mentionnant le moment et l'endroit où la tique a été rencontrée. La réponse est obtenue en 24 heures pour les ressortissants canadiens, avec des conseils avisés selon la tique identifiée ainsi qu'un suivi personnalisé. En France, le ministère des Solidarités et de la Santé et l'Institut national de la recherche agronomique ont lancé en 2019 l'application « Signalement TIQUE », gratuite et utilisable à partir d'un Smartphone ou d'un ordinateur. Cette application vise à renforcer la prévention et l'information des citoyens sur les maladies transmises par les tiques. Elle fait l'objet d'actualisations régulières au fil de l'acquisition des nouvelles connaissances (www.citique.fr). Aux dernières nouvelles (20 mars 2021), il est écrit sur la page d'accueil qu'« une nouvelle version de l'application "Signalement TIQUE" sera disponible à compter du 18 mai 2020 », le Covid est passé par là, expliquant certainement un tel retard d'actualisation.

Prévention de la maladie de Lyme

La prévention de la maladie de Lyme commence par le fait d'éviter les piqûres de tiques. Mais si vous avez été mordu, la première étape est d'identifier la tique responsable, comme nous venons de le voir. Si elle est reconnue comme pouvant transmettre la bactérie responsable du Lyme et si elle a été collectée dans une région jugée à risque, vous pouvez bénéficier d'une prophylaxie post-exposition, c'est-à-dire de la prévention de la maladie de Lyme par la prise d'une dose unique d'un antibiotique, la doxycycline. Pour être efficace, l'antibiotique doit être pris dans les trois jours qui suivent la piqûre. En France, cette attitude n'est pas recommandée par les groupes d'experts.

La mise au point d'un vaccin contre la maladie de Lyme est en cours. Ce n'est pas un défi nouveau puisqu'un vaccin avait déjà été approuvé aux États-Unis en 1998 sous le nom de LYMErix. Mais il avait été retiré du marché trois ans après sa commercialisation. Bien qu'efficace et réduisant largement le risque d'infection, il présentait aussi certains inconvénients. La durée de protection n'était pas connue, impliquant de nécessaires injections de rappel plusieurs fois par an, et des effets indésirables à type d'arthrites avaient été constatés. Aujourd'hui, une société française de biotechnologie, Valneva, a développé un vaccin au principe nouveau, le VLA15. Comme tous les vaccins classiques, il consiste en l'administration d'antigènes qui suscitent l'apparition d'anticorps dirigés contre une lipoprotéine de la paroi de la bactérie, OspA. L'originalité tient au fait que cette lipoprotéine est présente en grande quantité sur la surface de la bactérie quand celle-ci est dans l'intestin de la tique. Lorsque la tique pique, elle ingère le sang de l'hôte en même temps que les anticorps suscités par le vaccin : la bactérie sera neutralisée chez la tique, ne pouvant plus être ainsi transmise à l'homme. Ce vaccin nécessite pour l'instant trois injections à quatre semaines d'intervalle (J1, J29, J57). Un grand essai de phase 2 a été mené chez 572 adultes en Europe et aux États-Unis, car ce vaccin est efficace contre les six espèces pathogènes trouvées en Europe et aux États-Unis. L'efficacité demande encore à être démontrée chez l'homme. Mais d'ores et déjà, les personnes vaccinées ont des taux d'anticorps très élevés, même chez les personnes les plus âgées, souvent à risque de moindre réponse vaccinale. Les essais cliniques de phase 3 ont commencé grâce à un partenariat avec le laboratoire américain Pfizer, et la commercialisation de ce vaccin est attendue pour 2025.

C'est le seul vaccin actuellement en développement contre la maladie de Lyme.

La dernière possibilité de prévenir la maladie de Lyme est l'administration directe d'anticorps, appelée séroprévention. À la différence d'un vaccin dont l'objet est de faire fabriquer par l'organisme des anticorps, dans le cas de la sérothérapie, on administre directement l'anticorps. Cette approche fait l'objet de recherches au Canada et aux États-Unis sous le nom de Lyme PrEP, PrEP, acronyme anglo-saxon de *pre-exposure prophylaxis* (prévention avant exposition). Le principe est d'administrer le sérum (c'est-à-dire l'anticorps) une fois par an avant le début de la saison des tiques. Cette méthode s'est avérée un succès chez la souris et les primates non-humains. Des essais de phase 1 ont débuté chez l'homme, et ces essais doivent s'achever dans le courant de l'année 2021. Puis on entrera dans la phase 2 visant à tester l'inocuité et l'efficacité du sérum sur un petit groupe de volontaires, avant l'essai d'efficacité chez l'homme, ce qui ne devrait pas rendre ce produit accessible avant plusieurs années. Nous disposerons d'un vaccin avant.

2

Doutes et incertitudes, recherche et désillusions

Et si les choses n'étaient pas si simples en ce qui concerne la maladie de Lyme ? Et si les « Lyme docteurs » et leur figure emblématique, le professeur Christian Perronne, avaient raison ? Il est normal de se poser cette question.

Le Pr Christian Perronne, figure historique des « Lyme docteurs »

C'est en fait par là que j'ai commencé mon apprentissage de la pratique des patients avec supposée maladie de Lyme. J'ai commencé par douter de la réalité de la maladie de Lyme, telle que je l'avais apprise au cours de mes études de médecine et telle que je l'ai présentée dans le chapitre précédent. Il faut dire que je n'avais aucune pratique de ces malades, la maladie étant quasiment inexistante à Paris. Et puis, le doute fait partie de la démarche scientifique. Et la vérité d'un jour n'est pas forcément celle du lendemain. Car la science évolue avec le temps et les connaissances.

Or je connais bien le professeur Perronne et je reconnais avoir été, dans un premier temps, intéressé par ses théories. C'est un excellent spécialiste des maladies infectieuses, un médecin courtois, sympathique, plein d'humour et charismatique. Nous avons fréquenté dans les années 1980 les mêmes hôpitaux, et notamment l'hôpital Claude-Bernard, temple parisien des maladies infectieuses, avant sa destruction. Nous sommes tous deux internes des hôpitaux de Paris, anciens chefs de clinique en maladies infectieuses, et nous avons quasiment le même âge. Nous avons aussi fréquenté les mêmes institutions : la section « maladies transmissibles » du Haut Conseil de la santé publique, le bureau du Collège des professeurs de maladies infectieuses (CMIT), et finalement la section « maladies infectieuses » du Conseil national des universités (CNU). Ces trois institutions, des institutions représentatives, il les présidait, et plutôt très bien ; il a même été réélu avant de passer la main. D'ailleurs, il m'a dédicacé son livre, *La Vérité sur la maladie de Lyme*, publié chez Odile Jacob, en des termes très sympathiques qui témoignent de notre complicité de l'époque. Mais j'ai été rapidement rattrapé par la réalité des faits. Le livre aurait plutôt dû s'intituler « *Ma* vérité sur la maladie de Lyme ».

Et puis le Covid-19 est passé par là, comme un révélateur de la « dérive d'un professeur de médecine » pour reprendre le titre d'un article de *Libération* (17 décembre 2020). Du Lyme au Covid, en passant par l'Artemisia. Car le dérapage du Pr Perronne ne date pas du Covid, il remonte à l'époque du Lyme il y a plus de cinq ans. Je me souviens d'un débat-controverse au congrès de la Société nationale de médecine interne à Paris en 2017.

Christian Perronne faisait le « pour » le traitement long de la maladie de Lyme, et je faisais le « contre ». Il ne s'agit pas de pugilat, juste de controverse s'appuyant sur les données de la science. Avant de débuter le débat, le président de séance a demandé à la salle de voter : cinq personnes ont voté « pour », et tous les autres « contre » (l'assemblée devait compter environ deux cents personnes ce jour-là). À la fin du débat, le président a demandé de revoter, il n'y avait plus qu'une seule personne « pour »... la femme de Christian Perronne, médecin aussi, et participante à ce congrès – belle preuve de fidélité. Elle rejoindra le service de son mari quelques mois plus tard.

En octobre 2020, les dérapages du Pr Perronne sont devenus un tel handicap pour les défenseurs de leurs théories que le conseil d'administration de la FFMVT l'a démis de ses fonctions de vice-président et de président du Conseil scientifique, fonctions qu'il occupait depuis le début, puisqu'il en était membre fondateur. En décembre 2020, le directeur général de l'Assistance publique-Hôpitaux de Paris, Martin Hirsch, décide de le démettre de ses fonctions de chef de service du fait de « propos indignes ». Le Pr Perronne n'y était pas allé avec le dos de la cuillère, assimilant certains de ses confrères à des corrompus, et d'autres à des assassins. Mais la communauté scientifique n'avait pas attendu le Covid pour constater cette dérive.

En août 2020, la revue *Phytomedicine* avait rétracté deux articles cosignés par Christian Perronne. Ces deux études prétendaient démontrer les effets bénéfiques des tisanes d'Artemisia dans le traitement du paludisme et de la bilharziose. Il s'agit de deux maladies tropicales qui mettent en jeu le pronostic vital, à court et long terme, et pour lesquelles il existe des traitements efficaces. L'histoire des experts français qui ont levé ce lièvre est bien racontée dans *L'Express* (20 août 2020). Elle avait en fait débuté en 2018. Les deux articles étaient entachés d'erreurs méthodologiques, pour ne pas parler de données frauduleuses qui avaient été bien repérées par ces experts. Il a fallu trois lettres à l'éditeur de *Phytomedicine*, des alertes diverses auprès des référents éthiques de différentes universités, des tweets et, pour finir, une petite couverture médiatique, pour que la revue *Phytomedicine* finisse par rétracter ces deux articles en reconnaissant, à demi-mot, qu'il s'agissait d'études bidonnées. Il faut espérer que la fameuse tisane ne va pas maintenant être essayée contre la maladie de Lyme.

Les « Lyme docteurs », une histoire américaine

J'emprunte ici le terme de « Lyme docteurs » à un article de Jean-Paul Krivine, intitulé « Les "Lyme docteurs" : un risque pour le patient », publié dans *Sciences et pseudo-sciences* (numéro de décembre 2017). Il s'agit en fait de la traduction en français du terme américain de *Lyme literate medical doctor* puisque ce mouvement nous vient des États-Unis d'Amérique, où il est né dans les années 1990. Ce n'est donc pas une particularité française. Leur mentor est le docteur Horowitz et leur association l'ILADS (International Lyme and Associated

Diseases Society). Le docteur Horowitz est connu pour avoir proposé un questionnaire qui permet de s'autodiagnostiquer une maladie de Lyme ; les critères de définition sont si larges que ce questionnaire fait presque de chacun d'entre nous un malade de Lyme en puissance. Ce mouvement a d'ailleurs fait des émules dans beaucoup d'autres pays que la France : Belgique, Allemagne, Royaume-Uni, Canada, etc. Mais depuis quelques années aux États-Unis, ces médecins sont dénoncés et beaucoup d'entre eux ont été poursuivis devant des tribunaux par des patients mécontents, et même, pour certains, interdits d'exercice ensuite.

Nous étions alertés sur cette dérive depuis une dizaine d'années. Un éditorial, écrit par des spécialistes américains des maladies infectieuses (dont Allen Steere, le découvreur de la maladie de Lyme), et publié dans la plus prestigieuse des revues mondiales de maladies infectieuses, le *Lancet Infectious Diseases* en 2011 (*Lancet Inf. Dis.*, 2011 ; 11 : 713-719), se concluait déjà ainsi : « Les relations et les actions d'activistes, de médecins et d'industriels impliqués dans la remise en cause de la maladie de Lyme (telle qu'on la connaît) sont une menace pour la santé publique »... Rien que ça ! En introduction, ils écrivaient : « Même si cela ne repose pas sur des données scientifiques évidentes, ce système de croyance a émergé chez certains activistes au cours des vingt dernières années. » Ailleurs est résumé l'ensemble des choses que nous vivons en France depuis des années : « De façon semblable à d'autres groupes anti-scientifiques, ces groupes de pression ont créé une sélection pseudo-scientifique et alternative de médecins, de recherche et de publications ; ils ont coordonné des protestations publiques, et accusé leurs opposants de corruption et de conspiration ; ils ont éperonné les pouvoirs publics pour subvertir une pratique de la médecine fondée sur des preuves et des publications scientifiques revues par ses pairs. » Bref, tout était déjà dit... Tout cela prouve bien que les Américains ont à gérer le même phénomène depuis 1991, puisque l'article a été écrit en 2011. Il n'y a donc rien de nouveau, et ce n'est que la reprise d'une histoire américaine ancienne.

Les « Lyme docteurs » sont des médecins généralistes ou spécialistes se revendiquant comme spécialistes de la maladie de Lyme, en dépit de l'absence de tout diplôme permettant de s'attribuer une telle qualification jusqu'alors. En France, au cours des dernières années, les « Lyme docteurs », tous réunis, ont publié plus de livres sur la maladie de Lyme (j'en ai compté quatre) que de travaux sérieux permettant d'appuyer leur théorie. C'est un paradoxe. Car, à l'inverse, parmi les médecins français qui ont publié des articles scientifiques sur la maladie de Lyme, il y a beaucoup plus d'articles publiés que de livres écrits. Pour ma part, j'ai publié une dizaine d'articles sur le Lyme.

En effet, sur les cinq livres français traitant de la maladie de Lyme et écrits par des médecins, quatre ont pour auteurs des « Lyme docteurs » : le professeur Christian Perronne et les docteurs Bransten, Horowitz et Lacout. Étrangement, ce dernier est radiologue, ce qui pour une maladie dans laquelle la radiologie n'a aucune place ne manque pas de sel. Le cinquième de ces livres est l'œuvre d'un des spécialistes français de la maladie de

Lyme, le professeur Yves Hansmann de Strasbourg ; c'est le meilleur du lot et pourtant, autre étrangeté, c'est le moins bien coté par les lecteurs présumés sur Amazon.

Trois autres livres ont été écrits par d'autres spécialistes de la santé, non médecins. L'une est une pharmacienne biologiste strasbourgeoise, en 2014 interdite d'exercice pendant deux ans, en 2018 condamnée devant les tribunaux pour escroquerie au préjudice de l'assurance maladie. L'autre est une vétérinaire, ex-patiente, convertie aux vertus des médecines alternatives. Le dernier est encore l'œuvre d'une pharmacienne, ex-patiente, convertie à la phytothérapie. Beaucoup de ces auteurs sont affiliés à la FFMVT (voir introduction).

Les théories des « Lyme docteurs », un beau business

Les théories des « Lyme docteurs » sont bien connues. Car les « Lyme docteurs » sont très efficaces sur le plan de la formation. Plusieurs d'entre eux (les Drs Philippe Raymond, Raouf Ghozzi, Bruno Geoffray, Alain Trautmann, Hugues Gascan et le Pr Christian Perronne) multiplient les conférences à travers la France. Par exemple, si l'on prend le programme des formations dispensées par le Dr Philippe Raymond, on y retrouve les « infections froides » (incluant l'autisme), les diagnostics erronés (autant de diagnostics alternatifs au Lyme), les thérapies alternatives (phytothérapie, aromathérapie, homéopathie…), des maladies bizarres (intolérances alimentaires diverses, hypersensibilité chimique, hypersensibilité aux ondes magnétiques, intolérance aux métaux lourds…). Le Dr Raymond se présente comme « membre fondateur de Chronimed », et « membre fondateur de la FFMVT », deux associations très actives sur le front du Lyme. Il se revendique aussi comme « membre du groupe de travail du Haut Conseil de la santé publique » (2013), où il avait été introduit par Christian Perronne alors président de la commission « maladies transmissibles », et comme « membre du groupe du travail de la HAS » (2018), où il avait été introduit par Jérôme Salomon, président du groupe de travail de la HAS, et adjoint de Christian Perronne à Garches. Toutes ses formations ont le label officiel « DPC », ce qui est pour le moins troublant. Les formations d'une journée, de niveau 1 et 2, respectivement qualifiées de « initiation » et « perfectionnement », sont indemnisées à hauteur de 315 € par médecin. Par exemple, j'ai compté au moins 18 journées de formation assurées par ces médecins en 2017 et 33 assurées en 2018. À raison de 25 participants par journée, faites le calcul de ce que cela coûte à la société (puisque labellisée « DPC », c'est officiel) et de ce que cela rapporte à de tels médecins ou associations. Et ce n'est pas tout.

On trouve aussi des formations « Lyme » dispensées sous la responsabilité de l'Association pour la formation des médecins libéraux (AFML), un organisme de formation agréé créé en 1991 par le Syndicat des médecins libéraux. Dans ce cadre, interviennent des « Lyme docteurs » comme les Drs Philippe Raymond et Bruno Geoffray, mais aussi toute une flopée de spécialistes des médecines alternatives : naturopathe, homéopathe, acupuncteur, nutritionniste, mais pas de spécialiste en maladies infectieuses. Il y a même une formation sur « l'approche réflexologique avec des personnes souffrant ou suspectant une maladie de Lyme ». C'est vraiment un business florissant !

On peut résumer les théories des « Lyme docteurs » en quatre points : les symptômes sont non spécifiques, la sérologie est mauvaise, il existe des formes chroniques, et ces formes nécessitent un traitement très prolongé.

Des patients aux symptômes non spécifiques, il y en a beaucoup : il faut dire qu'il y a des malades compliqués, des laissés-pour-compte de la médecine traditionnelle, des exclus de la médecine hospitalo-universitaire. Ces patients sont rejetés, souvent perçus par les médecins comme étant trop difficiles, trop exigeants, et source de consultations trop longues. Bref, des malades en souffrance et en errance auxquels il serait bien de proposer une autre voie…

Car un grand nombre de tels patients présentent effectivement des symptômes prolongés inexpliqués, tels que fatigue, troubles de la mémoire ou de la concentration, maux de tête, douleurs articulaires, douleurs musculaires… La clinique de la borréliose de Lyme pouvant être aspécifique, ces symptômes peuvent faire évoquer le diagnostic. L'envie est donc grande, pour certains médecins, plutôt que de demander un avis spécialisé, de mettre un nom, si possible unique, sur ces troubles. Et des médecins suspectent alors un Lyme, dans une forme persistante ou chronique. Le patient n'a pourtant ni les signes cliniques typiques de la maladie, ni la confirmation du Lyme par une sérologie positive en dépit du fait qu'ils ont des symptômes depuis plusieurs mois (voir chapitre 1). Qu'à cela ne tienne, on se raccroche à cette bouée diagnostique comme le naufragé à sa bouée de sauvetage. C'est un Lyme, et rien d'autre ! Mais est-ce que cela ne pourrait pas être quelque chose d'autre ?

La piqûre de tique peut manquer, mais ce n'est pas un problème, car on retrouve effectivement très inconstamment une histoire avérée de piqûre de tique chez les patients consultant avec une maladie de Lyme certaine. En effet, dans 50 à 70 % des cas, le patient ne se souvient pas avoir été piqué par une tique et la notion d'érythème migrant n'est même pas retrouvée à l'interrogatoire. Nous sommes tous d'accord au moins sur ce point. Mais il faut avoir été exposé à une tique, opportunité plutôt rare pour des citadins qui ne vont jamais se balader en forêt ou à proximité de bois.

La sérologie est aussi d'interprétation difficile. Nous avons parlé des faux négatifs à un stade précoce (voir chapitre 1). Mais à un stade plus avancé, en cas de durée de symptômes de plus de six mois, une sérologie négative suffit à éliminer l'hypothèse du Lyme. Nous sommes en désaccord là-dessus, car les « Lyme docteurs » considèrent que la sérologie n'est pas fiable, c'est-à-dire qu'elle peut être négative même en cas de durée prolongée des symptômes, ce qui n'est pas confirmé par les données scientifiques actuelles. Nous avons plutôt un problème exactement inverse : l'existence de faux positifs, car il est fréquent de trouver des sérologies de Lyme positives chez des patients asymptomatiques notamment en zone d'endémie (voir chapitre 1). Une sérologie positive ne suffit donc pas à affirmer la maladie.

Les « Lyme docteurs » soutiennent aussi l'idée de l'existence d'une forme chronique de maladie de

Lyme, le « Lyme chronique », qui serait attribuée à la persistance de la bactérie malgré une antibiothérapie bien menée. Pourtant, la présence du souvenir bactérien n'est retrouvée (sous forme de matériel génétique) que chez 1,7 % des cas d'érythèmes migrants après traitement antibiotique adapté, sans que cette présence prête à conséquence. Car il ne s'agit pas de la bactérie vivante, mais bien de fragments de son matériel génétique. Cela explique pourquoi l'existence de cette forme chronique de la maladie de Lyme n'est pas reconnue par les spécialistes.

De la forme chronique aux traitements prolongés, il n'y a qu'un pas. Les « Lyme docteurs » recommandent ainsi une antibiothérapie prolongée, parfois jusqu'à ce que les symptômes s'améliorent, et d'autres traitements non validés. Pourtant, dans les quatre essais comparatifs ayant évalué cette pratique de façon rigoureuse, on observe un effet équivalent à celui d'un placebo, et aucun ne met en évidence un bénéfice significatif d'un traitement antibiotique prolongé (voir chapitre 1).

Il y a donc un peu de vrai dans certaines des affirmations des « Lyme docteurs ». Pour autant, on ne peut pas faire de cas particuliers des généralités, et encore moins d'une sommation d'exceptions une règle.

Incertitudes

C'est à peu près à ce moment-là que j'ai vu arriver à ma consultation un grand adolescent sympathique amené par sa maman. Très observatrice, celle-ci avait remarqué que depuis que son fils prenait de la doxycycline contre l'acné, les signes de sa maladie neurologique, une présumée sclérose en plaques, s'amélioraient nettement. Mais quelle pouvait donc être cette maladie neurologique, étiquetée « sclérose en plaques » par une excellente équipe de neurologie pédiatrique, qui évoluait favorablement sous doxycycline ? Car incontestablement, l'évolution, spontanée ou sous l'effet de cet antibiotique, était favorable, le handicap physique s'améliorait tellement qu'il avait fini par disparaître.

Mon premier réflexe fut de penser que cet adolescent avait une maladie infectieuse sensible à la doxycycline, même si je savais que l'évolution de cette maladie neurologique était imprévisible, des rémissions spontanées étant même classiques. Il y avait bien quelques infections candidates possibles, et notamment la maladie de Lyme, même si sa sérologie était négative en dépit d'une évolution de plusieurs années (sa maladie neurologique ayant commencé dans l'enfance). Après tout, les « Lyme docteurs » avaient peut-être raison, la sérologie ne vaut peut-être pas un clou. J'ai donc augmenté la dose de doxycycline, car la posologie est deux fois moindre dans l'acné que dans la maladie de Lyme, et une localisation neurologique oblige aussi à augmenter les doses de doxycycline. Dès lors, ce jeune homme a repris une vie normale alors que sa scolarité était mal engagée.

Finalement, même si j'avais aussi envisagé la possibilité d'une autre maladie infectieuse et si je gardais en mémoire le diagnostic initial d'une sclérose en plaques, j'en étais arrivé à être convaincu : le Lyme était une hypothèse possible pour ce patient. Alors pourquoi pas pour d'autres ?

J'en suis alors arrivé, dans le cadre d'une approche holistique, définie comme une approche centrée sur le patient et prenant en compte toutes ses plaintes, à inclure dans ma démarche un traitement présomptif contre la maladie de Lyme, en l'absence d'autre diagnostic évident, et malgré la controverse liée à l'usage de traitements d'épreuve (c'est-à-dire de traiter une maladie sans en avoir la preuve). En cela, je rejoignais l'attitude des « Lyme docteurs ».

Doutes

Malheureusement, je suis allé d'échec en échec avec une telle démarche thérapeutique. Le traitement ne fonctionnait chez quasiment aucun patient. Oui, il y a bien eu quelques patients que j'ai guéris avec la doxycycline, mais ils ont plus probablement guéri tout seuls, car atteints d'une maladie d'évolution spontanément favorable, ou bien il s'agissait d'une autre maladie infectieuse sensible à cet antibiotique dont le spectre est relativement large, incluant des bactéries intracellulaires parfois difficiles à diagnostiquer. Sans compter l'effet placebo.

Et mon adolescent, chez lequel la doxycycline avait marché, que devenait-il ?

Après plusieurs années de traitement, j'ai arrêté la doxycycline. Quelques mois plus tard, il revenait à ma consultation, car il rechutait de sa maladie neurologique. Je redémarrais la doxycycline, et il répondait de nouveau au traitement. Je me suis alors rendu compte qu'il existait certaines études qui discutaient le rôle de la doxycycline comme neuroprotecteur. Et mes collègues neurologues de la Pitié-Salpêtrière m'ont informé qu'un essai était même en cours avec la doxycycline dans… la sclérose en plaques. Finalement, après plusieurs années, mon patient a fini par rechuter de sa sclérose en plaques alors qu'il était toujours sous doxycycline. Il faut dire que les lésions radiologiques, au contraire des signes cliniques, n'avaient jamais disparu. À peu près en même temps, paraissait un article dans le *New England Journal of Medicine* montrant que le bénéfice de la doxycycline dans la sclérose en plaques était marginal, en tout cas non significatif. J'ai fini par convaincre ce patient de se faire suivre par les neurologues de la Pitié-Salpêtrière qui ont une expérience majeure dans ce domaine, et qui pouvaient lui proposer des traitements plus modernes. Mais il n'a jamais voulu arrêter la doxycycline pour autant.

Recherche

Il était temps de me forger ma propre opinion en m'intéressant aux malades venus me consulter pour une maladie de Lyme supposée au cours des dernières années. Nous avons ainsi évalué les patients consultant pour un Lyme présumé afin de confirmer la suspicion de Lyme et de déterminer la cause de leur plainte, s'il ne s'agissait pas de Lyme. Le traitement présomptif du Lyme faisait partie de l'approche holistique.

Nous avons inclus tous les patients, symptomatiques depuis au moins six semaines, qui m'ont consulté de janvier 2014 à décembre 2017. Les patients ont été classés (sauf ceux avec érythème migrant) comme Lyme confirmé lorsqu'ils répondaient à quatre critères : 1/ épidémiologiques (exposition potentielle à une tique, c'est-à-dire qu'une histoire de piqûre de tique n'était pas nécessaire pour retenir ce critère) ; 2/ cliniques (signes caractéristiques de la maladie telle que décrite dans les articles scientifiques ou les livres) ; 3/ biologiques (tests sérologiques IgM ou IgG positifs, ELISA et/ou *Western blot*) ; 4/ évolutifs (guérison après antibiotique classique). Les patients ont été classés comme Lyme possible lorsqu'ils remplissaient trois de ces critères, incluant la guérison après un traitement présomptif. Les érythèmes migrants ont été classés comme Lyme confirmé sans tenir compte des résultats des tests sérologiques, car leur négativité est connue à ce stade précoce.

Ces critères d'inclusion peuvent être discutés. Le critère épidémiologique était acquis presque naturellement tellement il est rare de ne jamais s'être baladé en forêt dans sa vie. Le critère clinique correspondait à ce qui est décrit dans la littérature avec les manifestations dermatologiques, neurologiques, articulaires, ophtalmologiques et cardiaques classiques (voir chapitre 1). Les symptômes prolongés inexpliqués tels que fatigue, troubles de la mémoire ou de la concentration et douleurs diverses (maux de tête, douleurs musculaires et articulaires) n'étaient pas considérés comme caractéristiques de la maladie, sauf s'ils étaient associés à un signe objectif, c'est-à-dire s'il ne s'agissait pas seulement de plaintes isolées sans aucun signe décelable aux différents examens. En ce qui concerne la sérologie (IgM et/ou IgG), les critères étaient plutôt souples. Une approche en deux temps était considérée comme la meilleure, mais nous nous sommes parfois contentés du seul test disponible. Les tests ELISA et *Western blot* étaient considérés comme positifs, s'il dépassait le seuil fixé pour le premier et s'il présentait au moins trois bandes positives pour le second. Ce sont les critères internationaux en vigueur partout.

Les patients ont été suivis jusqu'à rétablissement ou ils ont été adressés à d'autres praticiens spécialisés dans la pathologie diagnostiquée ou supposée. Les patients restés sans diagnostic précis ont été adressés au praticien le plus adapté en fonction des symptômes allégués et des signes trouvés à l'examen clinique, s'il y en avait. La guérison était définie comme la disparition de tous les signes et symptômes dans les trois mois suivant un traitement adéquat. L'échec était défini par la persistance des signes et des symptômes trois mois après le traitement antibiotique.

Parmi les 301 patients inclus (183 hommes, 118 femmes, âge médian 50 ans), 275 (91 %) ont été exposés à des morsures de tiques dont 165 (54 %) ont été piqués par une tique. Un patient avait en moyenne trois organes symptomatiques (par exemple ostéo-articulaires, neurologiques et digestifs), le nombre d'organes « touchés » variant de 1 à 12 (c'est-à-dire quasiment l'ensemble des organes) selon les patients. Nous avons été obligés de classer les symptômes par organes et de parler d'organes symptomatiques, tellement les symptômes pouvaient être nombreux. La durée d'évolution des symptômes était en moyenne de 16 mois, variant de 1,5 mois à 68 mois. Paradoxalement, le nombre de signes objectifs (c'est-à-dire décelables par l'examen clinique) était en moyenne de zéro par patient, variant de zéro à 2 par patient.

À la consultation initiale, 151 patients (50,1 %) avaient déjà été traités sans succès par anti-infectieux dont des antibiotiques : ils avaient déjà reçu de une à 22 cures, pendant une durée variant de 28 jours à 730 jours (je dis bien 730 jours… l'homme est solide). Enfin, le traitement prescrit par moi-même après la présentation initiale a échoué chez 46 des 88 patients traités (52 %).

Désillusions

Cette étude a été publiée dans un journal américain de maladies infectieuses en 2018. Ce journal est coté et il est difficile d'y publier. D'ailleurs, aucun des « Lyme docteurs » n'a jamais publié un article de recherche sur le Lyme dans un tel journal. Cette étude montre trois choses importantes : 1/ Seuls 10 % des patients ont vraiment une maladie de Lyme (13 % si on prend en compte les Lyme possibles) ; 2/ Le traitement antibiotique présomptif a échoué chez 81 % des 223 patients, qui ont donc été traités pour rien ; 3/ 80 % des 301 patients ont été diagnostiqués avec une autre maladie (aucun diagnostic n'a été posé avec certitude chez 6 % des patients).

Les principales maladies diagnostiquées (en dehors du Lyme) étaient d'ordre psychologique (ou psychiatrique), ostéo-articulaire et neurologique, mais 5 % des patients avaient une polypathologie, et 5 % un syndrome d'apnée du sommeil. Les patients restants présentaient des pathologies très diverses : maladie infectieuse, problème endocrinien (thyroïde par exemple), maladie cardiaque, maladie inflammatoire et diverses autres maladies.

Notre étude a été énormément décriée par les « Lyme docteurs », dont le professeur Christian Perronne. Ils ont parlé d'« élucubrations scientifiques » dans un blog sur Mediapart. Pourtant, il n'y avait là aucun scoop, et probablement (il est difficile de parler de ses propres travaux) pas de gros risques d'erreurs d'évaluation ou de calculs statistiques pour une étude descriptive d'une telle simplicité.

D'ailleurs, nos résultats vont être confirmés dans deux autres études françaises qui seront publiées dans les mois suivants, et une étude américaine publiée l'année d'après. Et surtout, les phénomènes de sur-diagnostic et sur-traitement de la maladie de Lyme avaient déjà été décrits dans les années 1990 aux États-Unis. Mais il semble bien que tout le monde avait oublié ces études. Nous allons donc en reparler.

3

Si ce n'est pas la maladie de Lyme, qu'est-ce que c'est ?

Les témoignages des malades atteints de maladie de Lyme présumée sont édifiants. Les livres écrits par de tels malades sont deux fois plus nombreux que les livres écrits par les « Lyme docteurs » (voir chapitre 2).

Quand on surfait sur le site Amazon (en août 2019), on trouvait vingt et un livres répertoriés « Lyme », publiés depuis 2012 (soit au moins trois livres par an). Onze de ces livres ont été écrits par des patients qui nous apprennent que, pour la plupart, ils ont surmonté la maladie de Lyme. C'est une excellente nouvelle qui prouve bien que l'on peut en guérir. Mais apparemment ce n'est pas toujours grâce aux médecins. Qu'on en juge par les traitements reçus : naturopathie, phytothérapie, relaxation ; il y a même une conversion au christianisme revendiquée comme thérapeutique. Ces traitements semblent tellement efficaces que certains de ces malades écrivains se sont autoproclamés « coachs de Lyme », ou reconvertis en naturothérapeutes ou phytothérapeutes pour soigner la maladie de Lyme. C'est aussi le cas des deux spécialistes de la santé (non-médecins), une vétérinaire et une pharmacienne, également malades (voir chapitre 2).

En résumé, sur les treize livres témoignages écrits par des malades présumés de Lyme, aucun ne semble guérir avec les seuls antibiotiques, et tous bénéficient d'autres traitements dits alternatifs, voire d'autres approches thérapeutiques.

Mais quelle peut donc bien être cette maladie étiquetée Lyme, qui ne se soigne pas par des antibiotiques (même pris de façon prolongée), est accessible à des personnes sans formation médicale et se guérit avec des traitements alternatifs dont les solutions « naturelles » revendiquées par plusieurs de ces malades écrivains ? Cela n'a pas l'allure d'une maladie infectieuse en tout cas !

Des études françaises aux résultats convergents : moins de 15 % des malades consultant pour Lyme sont atteints de maladie de Lyme

Nous avons maintenant une idée assez précise des maladies diagnostiquées chez les patients venant consulter pour une maladie de Lyme présumée. Nous disposons à ce jour d'au moins sept études, trois réalisées aux États-Unis, une aux Pays-Bas et trois en France (à Paris, Nancy et Besançon). Elles totalisent plus de 3 000 patients consultant pour une maladie de Lyme supposée. Leurs résultats sont convergents et se recoupent.

Les trois études françaises ont toutes été publiées en 2018-2019, et totalisent plus de 1 000 patients. Elles montrent que seulement 12 % (à Besançon), 13 % (à Paris) et 15 % (à Nancy) de tels patients ont une maladie de Lyme confirmée ou possible. Des résultats encore plus caricaturaux avaient été trouvés il y a quelques années en Alsace et en Lorraine, région d'endémie autrement plus importante que la région parisienne, avec des tests sérologiques positifs chez seulement 8 % des patients consultant pour Lyme supposé, et un diagnostic final de Lyme retenu chez seulement 3,6 % des patients (*vs* 9 % de cas confirmés à Paris). La dernière étude est américaine et a été publiée en 2019. Elle a inclus 1 261 malades et ses résultats sont convergents avec les résultats des études françaises. Seuls 184 malades (14 %) ont une maladie de Lyme active ou récente.

Plus de 80-90 % des patients consultant pour maladie de Lyme relèvent par conséquent d'un autre diagnostic, avec potentielle perte de chances du fait du retard accumulé pour établir le diagnostic de la maladie dont ils souffrent vraiment. Ces patients sont doublement pénalisés. D'une part, ils sont victimes d'une erreur diagnostic et donc de retard au traitement approprié de leurs maladies. Récemment, une malade, ainsi traitée pour une supposée maladie de Lyme chronique, est décédée d'un lupus érythémateux systémique. Le risque est aussi grand de passer à côté d'une grande souffrance morale qui pourrait se terminer par un suicide. D'autre part, de tels patients subissent aussi les conséquences des antibiothérapies prolongées en termes d'effets indésirables parfois graves, pouvant mettre en jeu le pronostic vital avec des septicémies ou des infections digestives sévères.

En effet, jusqu'à 85 % des patients peuvent aussi avoir reçu une antibiothérapie inutile et parfois très prolongée (jusqu'à trois ans dans mon expérience). Dans l'étude américaine susmentionnée, 764 malades (83 %) avaient reçu des antibiotiques ou d'autres anti-infectieux efficaces sur la maladie de Lyme et d'autres maladies potentiellement transmises par les tiques. Près de 10 % des malades américains avaient reçu plus de six mois de traitement ; un de ces patients avait même été traité, pour rien, pendant 2 555 jours (soit sept ans !).

Au cours des dix dernières années, j'ai de mon côté été consulté par une quinzaine de malades qui prenaient des antibiotiques depuis plus de six mois sans succès (voir chapitre 5).

Le diagnostic de la maladie attribuée à tort au Lyme peut le plus souvent être redressé en consultation. Par exemple, à Nancy, au terme de la consultation initiale, 75 % des patients étaient réorientés vers le spécialiste d'organe concerné par la pathologie diagnostiquée, et seulement 25 % nécessitaient une approche plus approfondie justifiant une hospitalisation en hôpital de jour.

Les trois études françaises confirment le large spectre des diagnostics différents du Lyme déjà décrit aux États-Unis dans les années 1990. Il comprend notamment des maladies neurologiques (10 % environ), rhumatologiques (20 %), psychiatriques (10 %), des maladies d'origines diverses – systémique, infectieuse, métabolique, endocrinienne – (20 %), et des troubles fonctionnels qu'il est difficile de distinguer de situations de grande détresse psychologique ou de mal-être (30 %).

Dans notre expérience, il s'agit de maux de société bien caractérisés dont on parle de plus en plus souvent, mais finalement assez négligés : harcèlement (moral, sexuel, scolaire, familial), abus sexuel (notamment dans l'enfance), syndrome d'épuisement professionnel, syndrome de stress post-traumatique, troubles musculo-squelettiques au travail, risques psychosociaux, autant de situations qui n'ont pas été enseignées à la faculté de médecine pour la bonne raison qu'elles n'étaient pas connues à l'époque, pour les plus anciens d'entre nous. De telles situations ont été reconnues plus récemment avec la révélations des scandales sexuels dans le milieu sportif (tennis, patinage artistique, gymnastique...) ou artistique (*Le Consentement* de Vanessa Springora ou le témoignage de Adèle Haenel). Mais ces situations restent négligées ou taboues, comme l'ont encore montré les mouvements issus de la société civile tel « Me Too » ou « Balance ton porc ». Elles ne sont d'ailleurs toujours pas enseignées correctement... quand elles sont enseignées dans les facultés de médecine.

Pourtant, ces situations sont d'une grande fréquence, et ce sont les femmes qui en sont les principales victimes. Par exemple, une enquête Ipsos pour l'association Face à l'inceste publiée en novembre 2020 montre qu'un français sur dix a été victime d'inceste, soit plus de 6 millions de personnes, dont 78 % de femmes. L'inceste représente les trois quarts des violences sexuelles sur mineur. Très peu en parlent, même parvenues à l'âge adulte. Barbara, qui avait immortalisé l'inceste dans cette terrible et magnifique chanson, *L'Aigle noir*, n'en a jamais parlé de son vivant. Il a fallu attendre la publication de sa biographie, *Il était un piano noir... Mémoires interrompus*, après sa mort en 1997 pour comprendre qu'elle avait été abusée par son père. Un autre enquête, publiée en octobre 2020, a montré qu'une étudiante sur dix (11 %), parmi 9 922 étudiants interrogés dans une cinquantaine d'établissements de l'enseignement supérieur, avait été victime de violences sexuelles, et 20 de viols (5 %). Ces chiffres sont énormes surtout quand on les met en parallèle avec le nombre de plaintes déposées, qui est insignifiant. Et quelques années plus tard, je retrouve certaines de ces patientes en souffrance dans mon cabinet avec une supposée maladie de Lyme. J'ai même été consulté un jour par une mère et sa fille, inséparables, toutes deux pensant être malades du Lyme, en même temps, lors de ces consultations à trois, qu'elles avaient été toutes deux victimes d'inceste par le même homme, père et grand-père.

Enfin, la part des diagnostics indéterminés est de 5-10 %, mais peut monter jusqu'à 50 % dans certaines études lorsque le diagnostic de troubles fonctionnels n'est pas établi.

Les maladies infectieuses sont rarement en cause

Elles se rencontrent chez moins de 10 % des malades consultant pour maladie de Lyme supposée. On pourrait espérer diagnostiquer, à défaut de maladie de Lyme, une autre maladie transmissible par une piqûre de tique. Mais il n'en est rien.

Les principales maladies infectieuses vues dans ce contexte sont des infections chroniques, non transmises par les tiques. Il s'agit le plus souvent de maladies virales. Les maladies bactériennes sont plus rares, mais il ne faudra pas passer à côté d'une tuberculose, car il s'agit d'une maladie transmissible par voie respiratoire et potentiellement contagieuse de personne à personne. J'ai l'expérience récente d'un adolescent, pris en charge par des « Lyme docteurs » successifs, traité pendant près de trois ans par une valse d'antibiotiques différents, pour finalement être diagnostiqué avec une tuberculose pulmonaire contagieuse ; toute sa classe a été exposée et a dû être dépistée. Il n'avait jamais eu de radio de thorax au cours de son suivi. Or sa tuberculose pulmonaire était pourtant évidente sur une simple radiographie de thorax.

Les maladies infectieuses transmises par les tiques sont exceptionnelles

Les maladies infectieuses transmises par les tiques, autres que le Lyme, sont en fait exceptionnellement trouvées chez ces patients consultant pour Lyme. La liste de telles maladies infectieuses est pourtant longue : il s'agit d'infections virales (encéphalite à tique, fièvre hémorragique de Crimée-Congo), bactériennes (rickettsioses, tularémie, infections par d'autres espèces de bactéries que *Borrelia burgdorferi*) et parasitaires (babésiose, anaplasmose granulocytaire humaine) (annexe 2, page 162). Certaines de ces maladies sont transmises par d'autres tiques que celle transmettant la maladie de Lyme. La transmission par piqûre de tique de la fièvre Q et des bartonelloses n'a jamais été documentée correctement même si ces agents pathogènes sont retrouvés chez les tiques dans certaines études. Les tiques n'ont probablement pas la compétence vectorielle suffisante pour assurer la transmission de ces agents pathogènes à l'homme.

Les tiques peuvent en effet transporter de tels agents microbiens sans toujours les transmettre. Cette possibilité ne doit donc pas être surestimée. D'après les techniques très sophistiquées de détection moléculaire d'agents infectieux, la probabilité d'infection par de tels pathogènes, transmis après une morsure de tique, a été estimée à seulement 2,4 % aux Pays-Bas chez des personnes asymptomatiques, mais présentant toutes des antécédents d'*erythema migrans*, et donc de Lyme et de piqûre de tique avérée. Aucune des personnes retrouvées « positives » n'avait signalé les signes caractéristiques de la maladie correspondante pendant la période de suivi de trois mois. Et d'ailleurs, ces infections sont rares même chez des personnes très exposées. Ainsi, dans le nord-est de la France, chez les travailleurs forestiers asymptomatiques, la séroprévalence estimée pour ces agents pathogènes était de 5,7 % pour la tularémie, 2,3 % pour l'encéphalite à tiques, 1,7 % pour l'anaplasmose, 1,7 % pour la bartonellose, 0,1 % pour *Babesia divergens* et 2,5 % pour *Babesia microti*. Mais ces forestiers n'étaient pas malades, prouvant bien que l'on peut avoir été exposé à un agent pathogène sans en être malade. Le corps humain fait souvent bien les choses !

Ces maladies ne sont donc pas très présentes en France, voire inexistantes. De plus, elles sont souvent asymptomatiques. Et elles ne sont pas responsables de maladies chroniques. Elles ont aussi déjà été cherchées par les « Lyme docteurs » qui nous ont précédés dans la prise en charge de ces malades, et souvent été tout aussi largement traitées, sans preuve. De plus, ces patients sont régulièrement traités avec de la doxycycline, médicament de première intention de la maladie de Lyme, qui est efficace contre certains de ces agents microbiens, au moins les infections bactériennes. Quant aux maladies virales transmises ainsi, elles n'ont pas de traitement curatif. Et les maladies parasitaires sont un peu plus difficiles à traiter, mais elles sont rarissimes.

Les causes organiques : des maladies très diverses

Elles représentent environ deux tiers des diagnostics dans les différentes études faites chez des malades consultant pour maladie de Lyme supposée. C'est donc un diagnostic raté, ou une prise en charge négligée, ou une pathologie déjà reconnue, mais que le patient ne veut pas entendre.

La présence de fièvre ou d'un syndrome inflammatoire biologique est peu évocatrice du diagnostic de maladie de Lyme et incompatible avec celui de troubles fonctionnels. Elle doit faire rechercher d'autres maladies infectieuses chroniques, mais aussi des maladies inflammatoires. La présence de signes cliniques objectifs, en l'absence de fièvre ou de syndrome inflammatoire biologique, doit orienter vers d'autres maladies organiques. De multiples pathologies peuvent être à l'origine de ces consultations. Il s'agit de pathologies ayant posé un problème de reconnaissance ou de prise en charge par les médecins de première ligne. Elles nécessitent donc un avis spécialisé selon les signes cliniques, rhumatologiques, neurologiques, psychiatriques, endocriniens ou de médecine interne.

Pour les examens complémentaires, il faut s'assurer qu'un bilan minimal ait été réalisé. Le reste du bilan sera orienté selon les symptômes et l'examen clinique ainsi que les examens déjà réalisés. Mieux vaut ne pas entreprendre toutes les investigations biologiques ou radiologiques destinées à éliminer toutes les maladies possibles. Une telle pratique comporte en effet le risque de découvertes fortuites, biologiques ou radiologiques, appelées « incidentalomes », car sans rapport avec les symptômes du malade. Ces incidentalomes sont susceptibles d'induire des diagnostics erronés et d'empêcher de mettre fin à l'errance diagnostique.

Les troubles fonctionnels, aussi fréquents que négligés

Les troubles fonctionnels sont les plus fréquents. Mais cela ne doit pas être une surprise. Ces troubles sont retrouvés chez 6 % de la population générale. Ils représentent 16 % des consultations en médecine de ville et jusqu'à 33 % pour la médecine de deuxième recours. Ils représentaient déjà 36 % et 56 % des diagnostics dans les études américaines des années 1990. Il n'y a donc rien de nouveau ni de surprenant. Il faut juste l'accepter et se poser la question d'une telle fréquence.

Les troubles psychologiques représentent 25 % des cas diagnostiqués à Paris, 13 % à Besançon, et probablement moins de 5 % à Nancy. Comme plus de 80 % de ces patients se plaignent d'arthralgies, de myalgies et d'asthénie, sans signes cliniques objectifs, nous avons émis l'hypothèse que ce sous-groupe de patients présentant des signes fonctionnels aurait pu être classé en troubles psychologiques à Paris et indéterminé (ou éventuellement en un autre groupe tel que la rhumatologie) à Besançon et à Nancy. En effet, du point de vue du rhumatologue, le chevauchement avec la fibromyalgie est évident.

À Paris, l'approche holistique a conduit au diagnostic de syndrome d'épuisement professionnel, de syndrome de stress post-traumatique, de harcèlement moral ou sexuel, que nous avons classés en troubles psychologiques et qui auraient pu être manqués ailleurs ou classés différemment. En effet, de tels syndromes pourraient conduire à des signes fonctionnels. Pire, le harcèlement moral ou sexuel peut causer une dépression, un syndrome de stress post-traumatique ou un syndrome d'épuisement professionnel. Il a été ainsi montré, dans une étude suédoise qui a duré en moyenne 13 ans et a inclus 86 451 hommes et femmes, publiée en septembre 2020, qu'il y avait un lien significatif entre harcèlement sexuel au travail et suicide. Ainsi, les médecins confrontés à de tels patients devraient tenir compte de tous ces syndromes, les évaluer de cette façon et les orienter vers les spécialistes concernés.

L'existence de ces troubles fonctionnels est reconnue de longue date. Ce diagnostic est caractérisé par des symptômes, chroniques et invalidants, qui ne peuvent être attribués à une cause lésionnelle, et par des symptômes cognitifs et comportementaux spécifiques. Les symptômes sont persistants et polymorphes : fatigue, douleurs diverses (articulaires, musculaires, maux de tête), troubles cognitifs (mémoire...), paresthésies (fourmillements, brûlures...), etc. Ils sont à l'origine d'un retentissement fonctionnel et peuvent avoir été attribués à une maladie de Lyme. Ces symptômes sont non caractéristiques d'une maladie, et peuvent relever de plusieurs causes. La façon de nommer ces troubles a varié dans le temps et selon les écoles. Elle a d'abord emprunté au langage psychiatrique (hypochondrie, hystérie, conversion...) avant d'être plus médicalisée. Ils se retrouvent maintenant sous diverses appellations.

Lorsque les symptômes concernent principalement un organe, on parle de syndrome somatique fonctionnel (exemple : fibromyalgie, syndrome de fatigue chronique, syndrome du côlon irritable). Ces symptômes couvrent toutes les disciplines médicales. Et lorsque ces symptômes concernent plusieurs organes, comme cela est fréquemment le cas chez nos patients consultant pour Lyme, on parle de « troubles à symptomatologie somatique » (American Psychiatric Association), de syndrome de détresse corporelle (ou *bodily distress disorder*, Organisation mondiale de la santé) ou de « symptomatologie somatique persistante » (ou *persistent somatic symptoms*, European Association of Psychosomatic Medicine). C'est ce terme qui a été utilisé dans les dernières recommandations françaises de juillet 2019. Pour ma part, je continuerai de parler de troubles fonctionnels même si je trouve le terme de détresse corporelle mieux adapté à cet état de souffrance physique, morale et psychique sur lequel on n'arrive pas à mettre d'étiquette.

Le diagnostic de tels troubles doit être envisagé en l'absence de signes physiques décelables à l'examen clinique et d'autant plus que le nombre de symptômes concerne un nombre grandissant d'organes. Car il est difficile, même aux plus graves des malades, d'être malades de partout, sans aucun signe objectif décelable lors d'un bon examen clinique ou avec des examens complémentaires appropriés.

Le patient doit alors être confié à un spécialiste, même si cette approche holistique devrait concerner de premier abord le médecin généraliste. Mais, en ville, ils ne peuvent pas l'assurer, nous y reviendrons plus loin. Dans certains pays européens, la prise en charge de tels patients relève d'une spécialité médicale spécifique, la « médecine psychosomatique ». Ce n'est pas le cas en France, où les étudiants peuvent ne même pas être enseignés à ce propos.

Heureusement certains praticiens dans diverses spécialités (rhumatologie, médecine interne, psychiatrie, etc.) peuvent avoir développé une expertise dans ce domaine complexe. Mais ils sont trop rares pour le nombre élevé de malades présentant de tels troubles.

Et il faut avoir quelques connaissances en psychologie ou psychiatrie. On doit notamment explorer la détresse psychique, les symptômes anxieux et les signes dépressifs. Établir un lien de causalité entre les symptômes physiques et psychologiques est difficile, car ces derniers peuvent être causes comme conséquences, et le plus souvent les deux, en raison d'une causalité circulaire. Il s'agit des facteurs d'entretien et de perpétuation (ou de pérennisation) des symptômes qui fonctionnent en cercles vicieux. Ces cercles vicieux impliquent des mécanismes cérébraux (sensibilisation centrale, conditionnement psychologique), mais aussi somatiques (déconditionnement physique) et sociaux (organisation du système de soins, rôle des médias, complotisme) qui sont la cible des traitements proposés.

On comprendra de ces quelques lignes que la prise en charge est difficile. J'estime d'ailleurs ne pas en être un spécialiste, et j'ai beaucoup emprunté à deux spécialistes du domaine, les professeurs Pascal Cathébras (Saint-Étienne) et Cédric Lemogne (Paris), pour cette partie sur les troubles fonctionnels.

La prise en charge est d'abord empathique. Il s'agit d'éviter les simplifications abusives ou stigmatisantes et de donner des explications personnalisées qui sont complexes, car il faut prendre en compte les causalités circulaires. Il faut aussi distinguer les facteurs prédisposants (vulnérabilités somatiques et psychiques), les facteurs précipitants (y compris infectieux, comme une maladie de Lyme) et les facteurs d'entretien (conduites d'évitement, renforçateurs sociaux). Dans ce contexte, l'hypothèse de la maladie de Lyme, si elle a existé, ne peut être qu'un facteur précipitant éventuel pour expliquer les symptômes présentés. Les explications potentielles sont nombreuses et souvent intriquées : maladies somatiques négligées, conditions de vie difficiles, détresse psychique, relations conflictuelles avec le système de soins, sentiment de non-reconnaissance par le corps médical, incertitudes angoissantes véhiculées par Internet, et, pour finir, méconnaissance du diagnostic de « troubles fonctionnels ». Lorsqu'un tel diagnostic n'est pas posé, les symptômes deviennent de plus en plus pénibles et réfractaires, avec l'invalidité que cela génère pour les malades.

Nous voulons tous mettre un terme à l'errance diagnostique de ces malades et au sur-traitement. Rappelons que les antibiothérapies prolongées n'ont pas montré d'efficacité (voir « Traitement », au chapitre 1). C'est une perte de chances pour les malades. Car ces troubles fonctionnels sont accessibles à des mesures thérapeutiques diverses, et font l'objet de nombreuses recherches. Une résolution complète des symptômes peut être espérée, en particulier lorsque le trouble est récent. Si le patient est réceptif à cette idée, l'intérêt potentiel d'une thérapie cognitive et comportementale doit être discuté. Mais elle n'est malheureusement pas prise en charge par l'assurance maladie quand elle est assurée par des psychologues cliniciens. Or ce genre de thérapie pourrait relever de la compétence des psychologues, de plus en plus nombreux, plutôt que de celle des psychiatres, de moins en moins nombreux, et de plus en plus mobilisés par une psychiatrie plus lourde.

Et les 10 % de malades diagnostiqués avec une maladie de Lyme !

Il y a environ 10 % des patients qui ont la maladie de Lyme dans toutes ces séries de patients consultant pour Lyme. Dans notre expérience, le diagnostic de Lyme a été confirmé chez 29 de nos 301 patients (9 %) et considéré comme possible chez 3 %. Parmi les 29 patients atteints de Lyme confirmé, 10 avaient un *erythema migrans*, 8 une neuroborréliose, 7 une arthrite et 4 une autre borréliose cutanée. Mais ce diagnostic avait été raté par les médecins de première ligne, en ville, chez la moitié des patients avec Lyme confirmé.

Et c'est parfois encore plus tordu. J'ai ainsi vu récemment une patiente incontestablement malade de Lyme, mais refusant de se traiter depuis trois ans, car ses lectures sur Internet l'avaient conduite à penser que les traitements antibiotiques ne guérissaient pas la maladie de Lyme. Je n'ai pas pu la convaincre de se traiter alors qu'elle présentait, depuis trois ans, des symptômes, certes peu invalidants et paroxystiques, articulaires puis neurologiques. Au moins, son cas montrait qu'après trois ans d'évolution spontanée, la maladie n'était pas si grave puisque cette patiente continuait de travailler.

Les raisons de ce sous-diagnostic de la maladie de Lyme sont nombreuses. La maladie est mal connue de certains médecins. La région parisienne n'est d'ailleurs pas une zone d'endémie majeure (mais un quart de nos patients sont extérieurs à la région parisienne). Certains médecins préfèrent aussi en référer aux médecins spécialisés dès le diagnostic de Lyme envisagé. Ce chiffre ne fait que confirmer que nous, médecins, ne sommes malheureusement pas infaillibles. C'est une constatation faite dans tous les domaines de la médecine et qui n'est pas propre au Lyme.

Mais il faut aussi se garder des interprétations abusives. Cela ne veut pas dire que le diagnostic de maladie de Lyme est raté dans la moitié des cas. Cela veut simplement dire qu'il peut être raté. Car notre expérience est biaisée par un recrutement « Lyme ou pas Lyme », augmentant la possibilité d'avoir affaire à un vrai Lyme, Paris n'étant pas une zone d'endémie, et les malades étant spécialement référés en maladies infectieuses pour cela.

4

Sur-diagnostic de la maladie de Lyme

Le phénomène de sur-diagnostic de la maladie de Lyme (c'est-à-dire le fait de porter ce diagnostic sans l'avoir confirmé) est connu depuis au moins deux décennies. Cela a débuté aux États-Unis dans les années 1980-1990. Dès 1996, le docteur Leonard Sigal, qui travaillait à l'époque dans le New Jersey, près de New York, tirait la sonnette d'alarme. Il répertoriait dix raisons pour expliquer ce phénomène. Vingt et quelques années plus tard, non seulement le phénomène n'a pas cessé, mais il s'est même aggravé. Pourtant, il y a encore moins de raisons qui pourraient justifier son existence, car les diagnostics alternatifs possibles sont de mieux en mieux connus, de plus en plus faciles à établir, et avec des traitements efficaces dans la plupart des cas.

Surtout, il y a de plus en plus de raisons de ne pas croire en l'existence de cette maladie dans cette forme chronique, du fait du manque d'efficacité des traitements au long cours qui ne font pas mieux qu'un placebo (voir chapitre 1).

Les motifs pour lesquels ce phénomène s'amplifie malgré le nombre croissant de raisons qui ne soutiennent pas une telle tendance relèvent d'autres disciplines que la médecine. Mais nous allons essayer de contribuer à cette analyse.

Sur-diagnostic : un phénomène réel et ancien

Le sur-diagnostic de la maladie de Lyme est un phénomène connu aux États-Unis depuis plus de vingt ans. Vers la fin des années 1990, 57 % des 788 patients consultant pour une maladie de Lyme supposée dans une clinique à Boston ont été diagnostiqués avec d'autres maladies. En 1994-1995, parmi 209 patients américains référés de manière semblable dans une clinique de Lyme du Connecticut, 60 % ne présentaient aucun signe de maladie de Lyme actuelle ou passée, tandis que seulement 21 % satisfaisaient aux critères diagnostiques de maladie de Lyme.

La situation de sur-diagnostic semble pourtant s'être aggravée, en tout cas en France. Dans notre expérience des patients consultant pour une présumée maladie de Lyme, ce diagnostic est confirmé chez moins de 10 % d'entre eux, et une autre maladie est mise en évidence chez 80 % des malades. Des résultats identiques sont observés par d'autres équipes en France et aux États-Unis (voir chapitre 3). Ces résultats sont donc concordants, et témoignent tous du phénomène de sur-diagnostic de la maladie.

Relation médecins (non spécialistes) - malades (de Lyme) : un dialogue de sourds

La maladie de Lyme ne rend pas sourd. Mais c'est bien un dialogue de sourds qui s'engage quand le patient est persuadé d'avoir la maladie de Lyme, même s'il n'en présente aucun signe clinique caractéristique, même si sa sérologie est négative, même si le traitement adapté ne fonctionne pas. Il faut quand même une sacrée dose de conviction pour croire à une maladie donnée alors même que cette maladie ne correspond pas aux symptômes du patient, n'est pas confirmée (ici par les tests biologiques), et ne répond pas à un traitement adapté. Ces malades, il faut bien le reconnaître, ne sont pas bien écoutés, pas bien examinés, et font l'objet d'une débauche d'examens complémentaires, environ un par plainte, autant d'examens complémentaires qui s'avéreront normaux… Le médecin n'a plus le temps suffisant à consacrer à de tels malades. Parfois ces malades ont autant de symptômes que d'organes, voire plusieurs symptômes par organe.

Imagine-t-on une maladie où chaque organe est symptomatique, mais normal à l'examen clinique et sans aucune anomalie décelable aux différents examens complémentaires ? De haut en bas, et organe par organe, cela donne… Pour l'œil : flou visuel, mais examen ophtalmologique normal. Pour les oreilles : bourdonnements, vertiges, mais examen ORL normal. Pour le système nerveux périphérique : fourmillements, brûlures dans les membres, mais électromyogramme normal. Pour le système nerveux central : maux de tête, fasciculations, mouvements anormaux, sensation de convulsions, mais scanner et IRM normaux. Pour les poumons : toux chronique (sans reflux gastro-œsophagien), mais radio et scanner normaux. Pour le cœur : palpitations, douleurs cardiaques, mais électrocardiogramme, échographie cardiaque, scintigraphie, IRM cardiaque normaux. Pour le tube digestif : nausées, manque d'appétit, brûlures à l'estomac, douleurs de ventre, troubles du transit intestinal, mal digestion, mais fibroscopie gastrique et coloscopie normales, échographie et scanner abdominal normaux. Pour la vessie et les voies urinaires : brûlures urinaires, envies impérieuses, mais échographies diverses et scanner normaux. Pour les os et les articulations : douleurs, raideur, impotence fonctionnelle, mais radio ostéo-articulaire, scanner et IRM normaux. Une telle débauche d'examens complémentaires est aussi coûteuse que leur normalité intrigante. Il arrive que des patients se présentent à ma consultation avec un cabas, voire une valise, contenant tous les examens complémentaires pratiqués, tous normaux ou montrant des choses sans rapport avec les symptômes ressentis.

Donc, non seulement ces malades ne sont pas bien écoutés, non seulement il n'y a pas d'anomalie décelable à l'examen clinique, mais en plus les examens complémentaires sont normaux. Alors qu'est-ce que c'est ? Pour les « Lyme docteurs », c'est le Lyme quand même (voir chapitre 2). Que d'égarements diagnostiques sont générés par un tel aveuglement ! Néanmoins les malades n'en veulent pas à ces médecins, à moins qu'ils ne veulent pas s'aliéner membre du corps médical, on ne sait jamais... D'ailleurs le malade chez lequel le diagnostic a été redressé refuse presque systématiquement que soit mis en copie de mon courrier le « Lyme docteur » qui l'a pris en charge pendant des mois, voire des années, avec un faux diagnostic de Lyme.

Une maladie potentiellement difficile

Comme nous l'avons déjà vu, il s'agit d'une maladie difficile à diagnostiquer, car son diagnostic repose sur un faisceau d'arguments, du fait de l'absence de l'isolement possible de l'agent microbien responsable (voir chapitre 1). Mais ces difficultés sont exacerbées par certaines particularités dont beaucoup sont l'héritage du passé.

Une mauvaise définition

La définition de la maladie utilisée autrefois aux États-Unis à des fins épidémiologiques (c'est-à-dire de surveillance) exigeait un critère sérologique (c'est-à-dire un test sérologique positif) pour confirmer la maladie (alors que l'on sait très bien que la sérologie est prise en défaut dans les premières semaines de la maladie). Cette attitude se justifiait, à l'époque, par la nécessité absolue d'avoir un diagnostic formel, et par la méconnaissance des éléments cliniques qui permettaient de définir rigoureusement l'*erythema migrans*, stade initial de la maladie où la sérologie est prise en défaut. Cette définition, trop restrictive, a été interprétée comme une volonté des autorités de santé de limiter l'importance et la gravité de la maladie. Même s'il n'en était rien, cette réputation faite de vouloir cacher la réalité épidémiologique est traînée comme un boulet.

Pourtant les choses ont changé et les définitions ont été adaptées. En France, les autorités de santé utilisent deux critères pour juger de l'évolution de la maladie en termes de santé publique (nombre de cas, saison de l'année, répartition géographique) : il existe un réseau sentinelle constitué de médecins généralistes qui répertorient les cas d'érythème migrant dont le diagnostic est seulement clinique, et repose sur des critères que l'on espère rigoureux ; l'autre axe de surveillance concerne les hospitalisations pour maladie de Lyme dont le chiffre est surveillé *via* les registres hospitaliers et les diagnostics de sortie des malades qui y figurent.

Des classifications diverses

Plusieurs classifications de la maladie de Lyme ont été utilisées, une classification dynamique, en stades successifs, et une classification clinique, selon le mode de présentation clinique. Ces deux classifications se superposent en partie, si bien qu'il est possible de les combiner. On crée ainsi une troisième classification (voir chapitre 1). Tout cela n'aide pas à clarifier le flou entretenu autour de cette maladie.

Un polymorphisme clinique supposé

La maladie de Lyme a été qualifiée de « grande simulatrice », un terme qui historiquement est plutôt réservé à la syphilis. Je n'ai pourtant pas l'impression que la maladie de Lyme puisse être qualifiée si facilement de grande simulatrice. Comme pour toutes maladies, il existe des formes rares ou inhabituelles. Mais elles ne semblent pas particulièrement fréquentes. Surtout, il est impossible de connaître l'importance exacte de ces formes dites atypiques, car on ne dispose jamais du dénominateur, c'est-à-dire que l'on n'a aucune idée du nombre de formes cliniques atypiques par rapport au nombre de formes cliniques caractéristiques de Lyme. Il s'agit seulement de cas cliniques isolés, et jamais de séries de cas. De plus, souvent, on peut douter du diagnostic de Lyme quand on se rend compte que ce diagnostic n'a pas été confirmé de façon rigoureuse. Cela renvoie aux dérives de la publication scientifique. Pour Richard Horton, l'ancien rédacteur en chef du *Lancet*, une prestigieuse revue médicale internationale, « 50 % de la littérature scientifique est probablement fausse » ; et d'autres chercheurs estiment même que ce chiffre est beaucoup plus élevé, celui de 85 % ayant été avancé. Nous n'allons pas discuter ici des dérives de la littérature scientifique, je l'ai fait à l'occasion du Covid (voir *Urgence sanitaire*).

Ce polymorphisme supposé de la présentation clinique du Lyme et ses analogies avec la syphilis ont contribué à présenter la maladie de Lyme comme la « grande simulatrice ». Mais ce concept a été dévoyé pour faire croire que la maladie de Lyme pouvait être responsable de n'importe quel signe clinique, et que le diagnostic de Lyme devait être évoqué devant une multitude de problèmes dermatologiques, rhumatologiques, neurologiques ou autres, comme le montre la longue liste des diagnostics différentiels de la maladie de Lyme (voir chapitre 2). Mais si on évoque le Lyme, il n'y a aucune raison de ne pas évoquer la syphilis…

La mauvaise réputation des tests sérologiques

Cette « mauvaise réputation » est entretenue par les associations de patients, dont 93 d'entre eux ont même été jusqu'à porter plainte contre deux fabricants de tests diagnostiques pour « préjudice d'anxiété », en raison, selon eux, de l'absence de fiabilité des tests. Le 2 juillet 2020, le tribunal de Nanterre a débouté ces 93 plaignants, arguant du fait que « ces tests sont calibrés selon l'état de la science au moment de leur mise sur le marché, avec des limites qui sont explicitées de façon détaillée dans les notices destinées à leurs utilisateurs ». Ce jugement est tout à fait conforme à l'état des connaissances.

Comme nous l'avons déjà vu (voir chapitre 1), tout test sérologique nécessite effectivement d'être interprété en fonction du contexte clinique et de ses limites. Or les limites de la sérologie de Lyme sont bien connues. Nous savons tous qu'elle est négative dans les six à huit premières semaines qui suivent la piqûre de tique. C'est même la raison pour laquelle il n'est pas recommandé de faire de sérologie pour le diagnostic de l'*erythema migrans*, la forme initiale localisée de la maladie. Mais de là à dire que la sérologie ne vaut pas grand-chose, comme le prétendent les « Lyme docteurs », il y a un pas qu'il ne faut pas franchir.

Car au-delà de six-huit semaines après la piqûre de tique, disons trois mois pour être large, le problème n'est plus les faux négatifs, mais plutôt les faux positifs (c'est-à-dire des patients ayant une maladie autre que le Lyme, mais ayant une sérologie de Lyme positive). En fait, nous avons tous plein de sérologies positives contre des virus très répandus (par exemple ceux de la varicelle ou de la mononucléose infectieuse), ou contre des maladies bactériennes assez courantes (par exemple *Mycoplasma* ou *Chlamydia*, etc.). Il s'agit seulement de la trace du passage de ces agents pathogènes dans notre organisme.

Comme chacun sait, on peut très bien être séropositif pour le virus de la varicelle-zona et n'avoir ni varicelle ni zona. Il en est de même avec la maladie de Lyme.

Plus discutable encore : la description de cas isolés de Lyme possible avec une sérologie négative a alimenté cette légende, alors qu'il s'agissait très certainement d'erreurs diagnostiques. On assiste à la double dérive de voir certains médecins prendre prétexte de telles erreurs diagnostiques pour dire que le test n'est pas fiable. *Errare humanum est, perseverare diabolicum*.

Enfin, la sérologie peut rester très longtemps positive, et il n'est pas conseillé de la surveiller au cours de l'évolution de la maladie. La persistance d'une sérologie positive n'est en aucun cas un témoin de non-guérison ou de forme chronique. En revanche, la décroissance du taux d'anticorps et *a fortiori* leur négativation, si elle existe, sont plutôt en faveur d'une guérison. Des études très anciennes ont montré qu'environ la moitié des sérologies se négativait au bout de dix ans. Pour corser le tout, la maladie n'est pas immunisante (elle ne confère pas de protection) et l'on peut se réinfecter.

Une amélioration parfois lente des signes après traitement efficace

Pour certains, la réponse au traitement serait lente. C'est vrai dans les formes articulaires principalement, formes où l'on peut voir des synovites réactionnelles à distance du traitement efficace, sans que cela constitue un critère d'échec. Comme dans toute maladie infectieuse, une asthénie post-infectieuse est possible même s'il existe des maladies infectieuses autrement plus graves, où une asthénie post-infectieuse n'apparaît pas plus fréquente. D'ailleurs, on ne connaît pas la fréquence exacte de l'asthénie post-infectieuse dans la maladie de Lyme. Et cette forme n'est de toute façon pas accessible à un traitement antibiotique. Une réponse lente au traitement est possible dans certaines formes cliniques, mais elle ne remet donc pas en cause l'efficacité du traitement. Et surtout, les patients s'améliorent très rapidement. C'est le retour à la normale qui peut prendre un certain temps.

Des malades en errance

Une errance de spécialiste en spécialiste

Certains patients présentent de multiples symptômes sans signes objectifs décelables à l'examen clinique ou lors de bilans radiologiques poussés, qui les amènent à consulter de manière répétée. Ce sont des patients abandonnés, avec des problèmes complexes, à la fois médicaux et psychosociaux, trop difficiles pour le médecin généraliste et qui le mettent souvent en échec. La prise en charge de ces patients n'est pas standardisée, les recommandations ayant la plupart du temps une approche centrée sur la pathologie dominante et donc sur l'organe présumé le plus atteint, plutôt qu'une approche globale.

L'ignorance et l'incertitude font partie de l'exercice de la médecine, avec des connaissances qui évoluent en permanence dans le temps. Mais l'acceptation d'un défaut de connaissance peut être difficile à admettre pour les patients comme pour certains médecins. Attribuer des symptômes à une pathologie existante malgré l'absence de preuve formelle peut aussi être plus satisfaisant pour le patient et le médecin que d'envisager le diagnostic de troubles fonctionnels (voir chapitre 3). Le patient craint de se voir affublé de l'étiquette psy-quelque chose (que cela soit psy-chologique, psy-chosomatique ou psy-chiatrique). Le médecin généraliste n'est pas correctement formé et de toute façon pas disponible pour ces malades qui prennent du temps. La durée moyenne d'une consultation avec de tels malades a été estimée à une heure, ce qui n'est pas à la portée de médecins généralistes surchargés.

Par ailleurs, l'étendue des maladies trouvées chez les patients consultant pour maladie de Lyme supposée est extrêmement large. C'est presque toute la médecine. Elle comprend notamment de multiples maladies neurologiques (sclérose en plaques, maladie de Parkinson, troubles neurogénétiques...), rhumatologiques ou musculo-squelettiques (scoliose, arthrite, arthrose...), certaines maladies inflammatoires et le syndrome d'apnée du sommeil (voir chapitre 3). Une telle variété n'est pas surprenante, car toutes ces maladies peuvent être discutées avec certaines formes cliniques de Lyme. Les mêmes maladies étaient également diagnostiquées chez les patients américains dans les années 1990.

Ainsi, des médecins peuvent encore traiter une maladie de Lyme présumée alors qu'il existe d'autres diagnostics alternatifs et parfois évidents. Mais les patients ne veulent pas toujours l'entendre. Et j'ai clairement le souvenir de plusieurs malades venant consulter pour une maladie de Lyme supposée alors que les diagnostics de maladie de Parkinson, de sclérose en plaques ou de myasthénie avaient déjà été portés. Pour toutes ces maladies, et contrairement aux troubles fonctionnels, il existe des signes décelables à l'examen physique ou radiologique qui permettent de redresser rapidement l'errance diagnostique.

Un Lyme à tout prix

De nombreux patients, pensant être atteints de maladie de Lyme, présentent en fait des symptômes non spécifiques sans aucun signe décelable à l'examen clinique. Fatigue, douleurs diverses (articulaires, musculaires, dorsales, maux de tête), troubles dits neurocognitifs (déficit de l'attention, de la mémoire, de la concentration...) et insomnies sont très fréquents. Ces symptômes sont aussi présents dans un grand nombre de maladies, de troubles fonctionnels et de situations de stress, familial ou professionnel, de plus en plus courants (voir chapitre 3). Pourtant les patients cherchent une explication médicale rationnelle à leurs problèmes, une explication si possible autre qu'une maladie psychiatrique, une maladie psychosomatique, une souffrance au travail, une souffrance familiale, un stress ou un traumatisme particulier.

En résumé, mieux vaut avoir une maladie de Lyme qu'être fragile psychiquement, c'est nettement plus présentable comme diagnostic. D'ailleurs beaucoup de maladies historiques emblématiques de la psychiatrie du XIXe siècle, l'hystérie par exemple, n'existent plus, elles ont disparu de la nomenclature psychiatrique et même de la classification internationale des maladies. Pour l'hystérie, après un passage par la dénomination de trouble de conversion, de trouble de la personnalité histrionique, elle fait partie maintenant des troubles neurofonctionnels, ou troubles somatoformes.

On a dit à certains que le stress, l'anxiété ou la dépression expliquent leurs plaintes et leurs maux physiques.

Mais être affublé de l'étiquette psy-quelque chose est stigmatisant. Les patients ne sont pas disposés à l'accepter. Et d'ailleurs, beaucoup prennent très mal le fait que l'on puisse envisager un dysfonctionnement des circuits entre psyché et soma. Le paradoxe est que c'est pourtant presque passé dans le langage courant. Il n'est pas rare de s'entendre dire, en cas d'insomnie ou de fatigue : « Tu psychotes » ou « Tu somatises ».

Quoi qu'il en soit, la souffrance de ces patients est bien réelle. Une étude française a récemment évalué le cheminement et le vécu des patients se pensant atteints de Lyme. Ils décrivent une errance médicale éprouvante, et l'absence de diagnostic conduit à un sentiment de non-reconnaissance et d'abandon. Le diagnostic de Lyme leur permet alors de légitimer leurs symptômes et leur procure un sentiment de prise en charge médicale normale avec des possibilités thérapeutiques comme tout le monde.

Ainsi, pour beaucoup de médecins et de patients, la maladie de Lyme est devenue ce que je qualifie de « diagnostic dépotoir ». C'est la solution de facilité, qui permet de se débarrasser rapidement d'un patient devenu trop encombrant avec ses symptômes tordus. C'est aussi une explication beaucoup plus acceptable pour beaucoup de ces patients. La maladie de Lyme n'est en effet pas liée à un dysfonctionnement sournois et inquiétant de la relation entre psyché et soma, elle n'est pas due à une dépression. C'est même tout le contraire : l'infection est acquise par des gens sains, physiquement et psychiquement, soit au travail (en cas de professions à risque), soit lors des loisirs (jeux à l'extérieur, balades en forêt).

Voilà qui est autrement plus acceptable pour la famille, les collègues de travail, les employeurs, que le diagnostic de troubles fonctionnels, de pathologie psychosomatique ou, plus inquiétant encore, de maladie psychiatrique. La maladie de Lyme est une maladie bien réelle, sans manifestations psychiatriques, et un tel diagnostic évite les stigmatisations.

Des médecins ignorants

Certitudes contre doutes

Le doute fait partie de la vie des médecins. Mais il n'est pas facile pour eux de dire « Je ne sais pas », on ne le leur a pas appris. De plus, ils peuvent simplement ne pas savoir parce qu'ils ne sont pas dans leur domaine de compétence. Et d'autres pourraient alors savoir pour eux tellement il est impossible en médecine de tout savoir. Personne ne sait tout ! L'essentiel est finalement de connaître les limites de ses compétences : « Ce que l'on sait, savoir qu'on le sait ; ce qu'on ne sait pas, savoir qu'on ne le sait pas : c'est savoir véritablement » (Confucius). Les médecins doivent donc apprendre à demander l'avis de collègues.

De plus, « l'exception n'est pas la règle ». Ce n'est pas parce qu'il peut exister des formes cliniques atypiques, des réponses thérapeutiques un peu trop lentes, des sérologies négatives au stade initial de la maladie, qu'il faut en faire une règle. C'est caricatural en ce qui concerne la sérologie. Les « Lyme docteurs » disent toujours que

« les sérologies ne sont pas fiables », ce qui est une vérité au stade initial de la maladie, mais une erreur pour tout le reste de l'histoire de la maladie. Il faudrait toujours préciser que les sérologies ne sont pas fiables « dans les deux premiers mois de la maladie », c'est là la vérité. Un patient présentant des symptômes depuis plus de trois mois ne peut donc pas avoir une sérologie complètement négative. Ou alors il n'a pas la maladie de Lyme.

Enfin, les troubles fonctionnels, dits somatoformes, qui constituent le principal diagnostic différentiel de la maladie de Lyme (un tiers des causes de consultations environ) sont difficiles à diagnostiquer. Ils nécessitent une approche diagnostique très rigoureuse, mais surtout une prise en charge globale du patient avec une approche transdisciplinaire notamment entre spécialités médicales et psychiatriques, quelque chose de très compliqué à obtenir à l'heure où les psychiatres disparaissent du paysage médical.

Médecins sous influence

Par ailleurs, la notion de piqûre de tique ou d'exposition potentielle à une tique, retrouvée à l'interrogatoire, peut influencer le jugement du praticien. L'hypothèse de la maladie de Lyme, ou d'une autre maladie transmise par piqûre de tique, est alors retenue trop rapidement et la poursuite des démarches diagnostiques abandonnée de manière trop précoce. Cette attitude entre dans le cadre de l'heuristique d'ancrage, quand une information initiale retient toute l'attention du praticien et influence sa prise de décision médicale, sans qu'il y ait de remise en question ultérieure même lors de l'apport de nouveaux éléments.

Croyance en l'existence de formes chroniques de la maladie

En fait, déjà dans les années 1980 et 1990 aux États-Unis, moins de 30 % des malades référés dans des « Lyme centers », avec le diagnostic présumé de Lyme, avaient vraiment une maladie de Lyme active ou passée. Nous avons vu que le chiffre de patients diagnostiqués avec une maladie autre que le Lyme était maintenant plus près de 90 % que de 70 %, ce qui témoigne, malheureusement, d'une aggravation du phénomène. La maladie de Lyme chronique à sérologie négative et résistante au traitement bien conduit n'existe pas. Et un certain nombre de médecins semblent l'ignorer alors que l'expérience prouve que l'on tombe toujours sur un autre diagnostic dans de telles circonstances.

Sous-diagnostic de la maladie de Lyme

Aussi bizarre que cela puisse paraître, la maladie de Lyme est également sous-diagnostiquée et donc sous-traitée. Certains médecins ne connaissent pas bien la maladie, car elle n'est pas suffisamment enseignée, notamment dans les facultés de médecine situées en dehors des régions d'endémie. Mais d'autres médecins refusent même d'en entendre parler, trop inquiets de tomber sur un malade qui va leur prendre beaucoup de temps. Les médecins expérimentés savent qu'un patient avec une vraie maladie de Lyme ne va pas leur prendre beaucoup de temps. Mais pour un malade avec une supposée maladie de Lyme, c'est plus délicat, car ces malades sont difficiles. Pas mal de mes collègues, pourtant infectiologues (la maladie de Lyme est une maladie infectieuse), évitent de prendre en charge de tels patients : ils ont seulement 10 % de chances de voir un vrai Lyme et 80 % de risques de voir un malade avec une maladie non infectieuse (c'est-à-dire en dehors de leur domaine de compétences), dont un quart avec un problème psy-quelque chose. Et ça, pour un médecin, c'est embêtant. Non seulement il ne connaît pas grand-chose à la psychologie et encore moins à la psychiatrie, mais surtout ces malades vont lui prendre beaucoup de temps. Et le temps, c'est précieux…

Le défaut de reconnaissance de la maladie par certains médecins est une très mauvaise chose pour le patient. Non pas que la maladie soit particulièrement grave, car dans la plupart des cas, l'évolution est lente et progressive dans les formes neurologiques, ou spontanément favorable avant de rechuter dans les formes articulaires. Mais passer à côté d'un Lyme est préjudiciable au malade, car il peut tout à fait évoluer vers une forme qui met en jeu le pronostic fonctionnel.

Refuser de donner un avis est également une source de confusion. Même si ces malades sont parfois difficiles et même si nous sommes très occupés par des malades avec des infections autrement plus graves que le Lyme (car pouvant mettre en jeu le pronostic vital rapidement), nous, infectiologues, nous devons de répondre à la demande des patients supposés avoir une maladie infectieuse, surtout s'il s'agit de les délivrer du poids de la prise d'une vingtaine de médicaments par jour, dont des antibiotiques.

Étrange médiatisation

Avant l'ère du Covid, j'étais interpellé par la quantité d'articles sur cette maladie qui n'est ni une maladie grave, ni une maladie d'émergence récente, ni un problème de santé publique majeur. D'ailleurs, on en parle beaucoup moins depuis le Covid. Quand j'essayais de comprendre les raisons de l'engouement des journalistes pour le Lyme, j'en voyais plusieurs qui n'ont rien à voir avec le malade, même si son témoignage est souvent poignant, mais plutôt avec la maladie, source de controverses, et son mode de transmission, la tique.

La tique attaque

La première chose est la sonorité du mot « tique ». C'est fou ce que l'on peut construire comme titres accrocheurs avec un tel mot. « Les tiques attaquent » est un excellent exemple d'une belle sonorité attractive. Et tant pis si c'est faux puisque les tiques n'attaquent pas, elles attendent sagement sur un bout de feuille le passage d'un hôte vertébré sur lequel elles pourront se nourrir. « La tactique de la tique » est aussi une excellente accroche, non sans rappeler la fameuse chanson de Bourvil, *La tactique du gendarme*. Mais tout ça me fait peut-être moi-même tiquer…

La nature vient dans notre arrière-cour

La maladie de Lyme, c'est aussi la sauvage nature qui débarque dans un monde de citadins. Et de quelle manière ! Cet arthropode d'allure préhistorique a quelque chose de fascinant. La tique nous renvoie au monde animal, à la nature, dans la crainte du surnaturel, crainte alimentée par la vision répétée de cette tique, grossie à en faire peur avec ses pattes velues et ses mandibules comme des pinces, sans compter son rostre qui vous pénètre la peau pour vous sucer le sang et vous inoculer bactéries, parasites ou virus. Voilà de quoi alimenter bien des craintes, susciter bien des cauchemars, illustrer bien des articles de presse…

Le rôle des témoignages

La presse nous inonde aussi de témoignages singuliers, souvent poignants et douloureux. Pourtant, baser un article sur le témoignage d'un unique patient pensant avoir la maladie de Lyme, alors qu'il ne l'a probablement pas, m'apparaît être un non-sens. On est loin du journalisme d'investigation. De la même façon qu'une hirondelle ne fait pas le printemps, un témoignage ne décrit pas une maladie. Mais la tendance actuelle est de s'appuyer sur un témoignage ou l'instrumentalisation d'un fait divers, et tant pis si cela va à l'inverse de toutes les données scientifiques connues.

Une controverse mal gérée

Si la controverse est alimentée par des témoignages de malades supposés du Lyme et par le goût du sensationnel, elle est aussi nourrie par nos bégaiements et notre manque d'assurance. Pourtant, des journalistes me demandent souvent de les mettre en rapport avec des patients victimes de sur-diagnostic et sur-traitement pour avoir des témoignages différents de ceux rapportant la grande souffrance des patients atteints de prétendu Lyme chronique. Mais mon inclination naturelle n'est pas de faire témoigner mes malades, je préférerais que les journalistes médicaux lisent la presse médicale, et fassent une analyse scientifique correcte au lieu de s'en référer trop souvent aux malades-témoins supposés atteints de Lyme chronique et au professeur Christian Perronne, gourou des « Lyme docteurs » jusqu'à l'arrivée du Covid. Mais plutôt que d'intenter aux journalistes un procès d'intention en controverse de Lyme, je crois préférable de balayer devant notre porte.

Car nous sommes de mauvais communicants… comme nous en avons encore fait l'expérience à l'heure du Covid. Jusqu'à une date récente, nous étions même difficilement capables de parler d'une seule voix et de proposer notre version des choses, alors que nous pensions à peu près tous, à l'exception des « Lyme docteurs », la même chose. En termes de communication, le lobby des « Lyme docteurs » est autrement plus efficace que celui des médecins comme nous. Car il n'y a même pas deux courants de pensée : plus de 95 % des médecins pensent la même chose… Pourtant nous avons fait des recommandations nationales avec 24 sociétés savantes représentant l'ensemble des collègues médecins (publiées dans *Médecine et maladies infectieuses* en juillet 2019). Ces recommandations nationales n'emportent pas la conviction des « Lyme docteurs », encore moins que celle de la Haute Autorité de santé (HAS). Mais ils sont bien les seuls, et la HAS ne peut s'en prendre qu'à elle-même, ses dirigeants ayant été au-dessous de tout (voir chapitre 6). Mais les déboires « covidiens » du Pr Perronne les inciteront peut-être à reconsidérer leur entêtement à vouloir concilier science et dérive complotiste.

Réseaux sociaux

Cette épidémie de prétendue maladie de Lyme pourrait aussi être la conséquence de la « crétinisation digitale », pour reprendre le propos d'un livre récemment publié par Michel Desmurget, docteur en neurosciences. Il y a de plus en plus d'indices montrant que l'usage des écrans affecte l'intelligence et la santé mentale, avec une augmentation de l'anxiété, des troubles dépressifs, autant de pathologies qui sont des diagnostics alternatifs possibles chez ces malades qui passent beaucoup de temps sur Internet.

L'augmentation apparente du sur-diagnostic de Lyme dans nos consultations de patients avec Lyme présumé puis infirmé pourrait-elle s'expliquer par le contexte actuel de polémiques, source de publicité pour les associations de malades, ou plutôt d'activistes, tellement certaines d'entre elles sont noyautées par les « Lyme docteurs » ? Elles occupent plutôt bien l'espace digital, en étant très efficaces par la diffusion d'informations sur Internet et dans les médias. Pareillement, la maladie de Lyme, réelle ou supposée, est médiatisée par de nombreuses stars, à grands renforts de tweets. Dernier en date, le 9 janvier 2020, Justin Bieber, 25 ans, suivi par 124 millions d'abonnés, déclare *via* Instagram : « On m'a récemment diagnostiqué la maladie de Lyme et, en plus, j'ai aussi un sérieux cas de mononucléose chronique qui affecte ma peau, mes fonctions neurologiques, mon énergie et ma santé en général ». Le patient Bieber est suivi par le Dr Erica Lehman, une « Lyme doctor », membre du bureau de l'ILADS (équivalent outre-Atlantique de la FFMVT en France). Cette médecin pratique l'ozonothérapie, une procédure qui consiste à prélever du sang, à le mélanger avec de l'ozone et à le réinjecter. On est loin de la science. Lyme chronique et mononucléose infectieuse pour servir de cache-sexe à d'autres problèmes aussi fréquents, autrement plus graves. On finit par comprendre comment les patients en arrivent à poser eux-mêmes le diagnostic, mais les conséquences peuvent en être catastrophiques.

Perronne et Raoult, je t'aime moi non plus

Le Covid-19 a réconcilié les deux professeurs, inconciliables au temps du Lyme. Car le Lyme les avait profondément divisés. En novembre 2016, Didier Raoult disait de Christian Perronne qu'il était « un confrère qui a pris une position de leader du Lyme, sans bagage scientifique spécifique dans ce domaine, autre que ses croyances et le support de ses disciples… Il n'a pas de production scientifique lisible. Il a embrassé les théories alternatives et a même convaincu un grand hebdomadaire qu'il existait un complot tendant à dissimuler (pour quelle raison ?) l'ampleur du désastre » (*Le Point*, 19 novembre 2016). À l'époque, Christian Perronne avait soutenu que la maladie de Lyme était le résultat d'expériences d'un chercheur nazi réfugié aux États-Unis et ayant travaillé sur des tiques infectées pour l'armée américaine. Dans *Le Journal du dimanche* (18 novembre 2016), il prétendait que : « L'armée américaine et les scientifiques sous sa coupe ont tout intérêt à cacher l'épidémie puisqu'ils l'ont causée ou cautionnée » par une expérience militaire qui aurait mal tourné, des tiques infectées ayant été relachées accidentellement dans des zones résidentielles de Plum Island.

Côté Raoult, changement de ton dans un entretien à *L'Express* le 25 mai 2020 : Perronne est devenu un « saint ». Extraits : « Il y a des moments où les prises de position de Perronne sur la maladie de Lyme n'étaient pas scientifiques. Mais comme médecin, je les comprends. Il y a des gens désespérés parce qu'on leur dit qu'ils n'ont rien alors qu'ils sont malades… Mais Perronne, c'est en quelque sorte un saint. Le mot est trop fort, mais bon vous comprenez : c'est quelqu'un qui a le souci du malade, ce qui peut l'amener à avoir un enthousiasme le menant trop loin… ».

Qu'est-ce qui a bien pu se passer entre 2016 et 2020 ? Le Covid-19 et la polémique sur l'hydroxychloroquine sont passés par là. Perronne et Raoult se sont retrouvés les deux seuls professeurs, et chefs de service, à croire en un tel traitement pour le Covid en France. Didier Raoult avait publié ses résultats arrangés dans une revue complaisante dirigée par un de ses collaborateurs (voir *Urgence sanitaire*). Perronne n'a jamais publié ses résultats *in extenso*. Mais son étude avait été accessible brièvement sur un site de pré-publication avant d'être rapidement retirée, tellement elle était entachée d'erreurs méthodologiques grossières. Didier Raoult avait eu le temps de la signaler par un tweet en des termes élogieux : « Très bon travail de l'équipe de Christian Perronne à… Garches ». Voilà comment on devient un « saint » selon Raoult. Plus personne ne croit en l'efficacité de l'hydroxychloroquine contre le Covid en dehors de quelques médecins, de l'équipe marseillaise de l'indéboulonnable Raoult et de Perronne lui-même, mais il a été déboulonné, lâché par sa direction hospitalière, et a perdu sa chefferie de service au passage.

Les deux professeurs se rejoindront à l'automne 2020 autour de l'association BonSens co-fondée par la députée LREM Martine Wonner, médecin psychiatre, qui quittera l'association peu de temps après sa fondation. La députée s'était illustrée au cours du Covid-19 par des positions anachroniques sur l'hydroxychloroquine et le port du masque, et le refus de voter le plan de confinement ; ce qui lui a valu d'être exclue de LREM. Elle participera aux côtés de Christian Perronne au documentaire complotiste *Hold-up* sur le Covid-19 en France.

Quoi qu'il en soit, et nous nous rejoignons tous là-dessus, il existe un grand nombre de patients présentant des symptômes prolongés inexpliqués, qui consultent différents médecins, bénéficient de beaucoup d'examens complémentaires, et restent en errance et en désespérance. Certains vont arriver au « Lyme docteur » qui va les traiter pour un Lyme. Mais s'il ne s'agit pas de la bonne maladie, quelles peuvent être les conséquences du sur-traitement ?

5

Sur-traitement de la maladie de Lyme

Le sur-diagnostic de la maladie de Lyme aboutit, en toute logique, à un sur-traitement (les malades sont traités pour une maladie qu'ils n'ont pas). Pour des patients en errance, le diagnostic de maladie de Lyme chronique, une maladie prétendument étrange, peut faire l'affaire. Il y a en effet une chance de réussite qui n'est pas négligeable puisque équivalente au placebo.

Sans compter que la nature fait souvent bien les choses : on peut espérer qu'après des mois de traitement, des événements extérieurs bienheureux (un changement de travail, un changement de vie, un deuil fait, etc.) viendront remettre du bonheur dans une trajectoire de vie douloureuse. Mais dans l'esprit des adeptes des traitements prolongés, ce seront les médicaments du Lyme qui auront marché, pas le changement de travail (et la fin du harcèlement moral, voire sexuel dont ils étaient l'objet), pas le changement de conjoint (et la fin des violences conjugales)…

Ce sur-traitement est en fait une double peine, car plus de 80 % des patients resteront avec leur souffrance liée à une autre maladie non diagnostiquée. De plus, l'affirmation de l'existence possible de formes chroniques de Lyme aggrave le sur-traitement en allongeant sa durée. Non seulement ces malades sont traités pour une maladie qu'ils n'ont pas, mais en plus ils vont être traités pendant des mois, voire des années dans l'hypothèse d'une forme généralisée chronique qui, sauf pour les « Lyme docteurs », n'existe pas. Beaucoup de patients ont en effet été traités avec des anti-infectieux inutilement et pendant trop longtemps. Les risques encourus sont ceux d'effets indésirables de traitements injustifiés, de mortalité liée à une maladie non diagnostiquée, et de médicalisation d'une affection spontanément résolutive.

Un phénomène de mieux en mieux évalué

Dès 1998, dans une étude américaine, 75 % des patients consultant pour Lyme présumé, mais finalement infirmé, avaient reçu des traitements antibiotiques (232 cures d'antibiotiques au total pour 125 patients). À peu près à la même époque, dans une autre étude américaine, 51 % des patients avaient déjà reçu les traitements au moment de la première consultation. Dans notre expérience, 60 % de tels patients avaient déjà été traités non seulement par des antibiotiques (dont certains efficaces contre la borréliose de Lyme, d'autres non), mais également par des antiparasitaires et des antiviraux, nous y reviendrons. Les exemples d'ordonnances abracadabrantesques qui reflètent ce sur-traitement sont nombreux (annexes 3, 4 et 5, pages 163, 164 et 165).

La durée moyenne des traitements antibiotiques chez les malades déjà traités (sans succès) jusqu'à la première consultation n'était pas très différente : 34 jours dans l'expérience parisienne, 42 et 75 jours dans les études américaines des années 1990, et 82 jours dans l'étude américaine de 2019. Quoi qu'il en soit, une telle attitude retarde le diagnostic et impacte la qualité de vie.

Des patients traités pendant des mois, voire des années

Il y a des patients persévérants dont la confiance en leurs médecins résiste à plus de six mois d'antibiotiques et autres anti-infectieux pris sans succès. La fréquence de ce phénomène de sur-sur-traitement (plus de six mois de traitement) a été évaluée dans seulement trois études. Elle a été estimée à 14,5 % des patients dans une étude américaine de 1998, 10 % des patients dans l'étude américaine de 2019, et 3,5 % de nos patients en 2020.

Dans mon expérience de 15 patients, seuls 7 patients avaient été potentiellement exposés à des tiques (dont 4 rapportaient une piqûre de tique), et aucun n'avait une sérologie positive. Les symptômes, dont la durée variait de six à 240 mois, n'étaient pas évocateurs du Lyme et ce diagnostic n'a été confirmé chez aucun des 15 patients. Pourtant, chaque patient prenait en moyenne 7 anti-infectieux (de un à 18 selon le patient), sur une durée moyenne cumulée de 476 jours (de 180 à 942 jours). Au final, le diagnostic était en fait un trouble fonctionnel (ou trouble somatoforme) chez 5 patients, une maladie psychiatrique chez 4 patients (pour une patiente, c'est la mère qui était la plus malade), une maladie neurologique chez 3 patients, les 3 derniers patients ayant été respectivement diagnostiqués avec une polypathologie liée à l'âge, une tuberculose pulmonaire contagieuse et un syndrome d'apnée du sommeil.

Négliger de tels diagnostics n'est pas anodin…

Une efficacité équivalente à celle d'un placebo

L'efficacité des traitements antibiotiques prolongés n'a jamais été prouvée scientifiquement. Les cinq études correctement faites à ce jour, qui ont évalué l'intérêt de traitements antibiotiques prolongés, ont montré que de tels traitements ne faisaient pas mieux qu'un placebo, ce qui amène franchement à douter de l'intérêt d'une telle prise en charge. Néanmoins un placebo guérit environ 30 % des malades. L'effet placebo dépend de plusieurs paramètres : qualité de la relation médecin-malade, personnalité du médecin, attentes du patient, forme du traitement, coût, etc. L'effet placebo peut être de plus de 50 % dans la douleur chronique et peut même atteindre 60-70 % dans les migraines ou les dépressions.

Il a aussi été montré que la prescription d'antibiotiques pendant une courte durée (moins d'un mois) devait être préférée dans le traitement de la maladie de Lyme pour tenir compte de la résistance croissante aux antibiotiques, conséquence de leur utilisation large et non contrôlée. On ne peut pas recommander de diminuer les durées des traitements antibiotiques, sans conséquence majeure, dans la plupart des maladies infectieuses, et les rallonger dans la maladie de Lyme qui se soigne plutôt bien. Ainsi, mon rôle avec de tels malades est plus souvent de mettre fin au traitement antibiotique inutile plutôt que de le prescrire ou de le prolonger.

Il existe très peu de maladies infectieuses, chez un patient non immunodéprimé, où un traitement prolongé est nécessaire. Les infections par les virus de l'immunodéficience humaine (VIH, sida) et de l'hépatite B nécessitent un traitement prolongé, à vie. Pour les infections bactériennes, les maladies qui nécessitent un traitement de plus de trois mois se comptent sur les doigts d'une main. Et encore, ces traitements sont prolongés pour éviter les rechutes et non pas pour guérir, car la guérison est en général rapide.

Des ordonnances abracadabrantesques

Dans notre étude de 2018, dans le sous-groupe de 151 patients traités sans succès, le nombre de traitements anti-infectieux reçus avant la consultation variait de un à 22, pour une durée de traitement variant de 28 jours (une durée considérée comme maximale pour un Lyme) à 730 jours (soit presque deux ans de traitements anti-infectieux divers). Dans l'étude américaine de 1 261 patients, publiée en 2019, un tiers des patients avait reçu plus d'un anti-infectieux, et la durée de traitement variait de 21 jours (une durée considérée comme normale pour un Lyme) à 2 555 jours. De tels chiffres témoignent d'un réel entêtement de la part du médecin, et d'une belle résilience de la part du malade, surtout quand on voit le nombre d'anti-infectieux qu'il a pu ingurgiter et qui va bien au-delà du seul traitement de la maladie de Lyme (annexes 3, 4 et 5, pages 163, 164 et 165). Car ces malades reçoivent en fait des traitements qui couvrent tout l'arsenal possible des maladies infectieuses, sans compter le traitement préventif des complications possibles des antibiotiques administrés…

De fait, les traitements anti-infectieux qui apparaissent dans ces ordonnances comprennent, logiquement, des antibiotiques efficaces contre la maladie de Lyme (doxycycline, amoxicilline, céphalosporines, voire azithromycine). Mais ils incluent aussi des antibiotiques qui sont inefficaces sur le Lyme (ciprofloxacine, lévofloxacine, ofloxacine, rifampicine, triméthoprime-sulfaméthoxazole, disulone), des antiparasitaires (métronidazole, tinidazole, ivermectine, flubendazole, albendazole, atovaquone, atovaquone/proguanil, lumefantrine/artéméther, piperaquine/artenimol, hydroxychloroquine, pyrantel), souvent des antifongiques (fluconazole, amphotéricine B) et parfois des antiviraux (aciclovir, valacyclovir).

Que vient faire une telle panoplie d'anti-infectieux dans cette histoire de Lyme ? On pourrait croire que l'on couvre d'autres maladies transmises par les tiques, mais peu des traitements sus-cités sont efficaces dans de telles maladies, sans compter leur extrême rareté en France (voir chapitre 3). Seuls la quinine et l'atovaquone sont des antiparasitaires efficaces et recommandés en première ligne dans la babésiose, une maladie exceptionnellement décrite en France. Pour les fluoroquinolones et la rifampicine, il s'agit de traitements de deuxième ligne contre la tularémie et l'anaplasmose granulocytaire humaine, respectivement. Une autre explication pourrait être la volonté de prévenir les effets indésirables de tous ces traitements... Ainsi ces patients reçoivent, de manière cyclique, des antifongiques, médicaments efficaces contre d'éventuelles mycoses (en général génitales) ou des antiparasitaires, voire d'autres antibiotiques efficaces contre l'infection à *Clostridium difficile* (une infection bactérienne intestinale), toutes deux étant la conséquence de l'utilisation prolongée des antibiotiques. Voici comment on en arrive à donner des traitements pour prévenir les effets indésirables de traitements qui sont inutiles, sans compter que de tels traitements ont aussi leurs effets indésirables qu'il faudrait eux aussi prévenir... C'est digne de Desproges !

Des ordonnances avec des opiacés

Et puis les malades ne reçoivent pas que des anti-infectieux, ils peuvent aussi recevoir des antalgiques puissants, des anti-inflammatoires tout aussi puissants, des psychotropes. J'ai compté jusqu'à 25 médicaments dans une ordonnance récente, il y en avait pour tous les goûts et toutes les plaintes. À titre d'exemple, dans notre expérience des malades ayant reçu plus de six mois de traitement anti-infectieux, on retrouve chez 60 % de ces patients une prescription associée d'un traitement antalgique parfois puissant (anti-inflammatoire, paracétamol, opiacés, topiramate, gabapentine, amitriptyline) et un quart des patients reçoivent d'autres médicaments.

Cette prescription d'antalgiques puissants, souvent des dérivés opiacés, interroge. Beaucoup de patients prennent de tels médicaments. Et il n'est pas rare que je les mette en garde contre le risque de dépendance et d'accoutumance, en les informant du manque qui surviendra à coup sûr en cas d'arrêt, avec comme résultat une exacerbation des douleurs… c'est le premier signe de manque. On devient accro rapidement à ce genre de drogues. C'est bon pour les douleurs, c'est bon aussi pour l'anxiété. L'opium et ses dérivés, c'est une excellente drogue pour les traumatisés de la vie comme cela a bien été montré dans les suites des conflits armés, chez les militaires blessés au combat et victimes aussi de syndrome de stress post-traumatique. Les opiacés comme remède au mal, mal-être, mal à la tête, mal de dos, mal aux articulations, mal à l'âme. Mais cela n'est pas sans risque. La surconsommation d'opiacés actuellement observée aux États-Unis a été responsable de plus de 100 000 morts depuis 2015.

Dans ce genre d'ordonnance caractéristique du Lyme chronique, qu'est-ce qui soulage les douleurs ou l'anxiété des malades ? Les antibiotiques ou les psychotropes ? Pour les « Lyme docteurs », ce sont les antibiotiques. Pour moi, ce sont plutôt les opiacés, sinon les anxiolytiques, voire les antidépresseurs. Et pour les malades ? On ne sait pas, car il n'existe aucun suivi de tels patients pendant des mois. Les « Lyme docteurs » guérissent les malades, disent-ils, mais ils ne publient pas leurs résultats. Et si on se fie aux témoignages publiés sous forme de livres des malades écrivains, ce sont plutôt les thérapies naturelles qui ont été efficaces. Pourquoi pas d'ailleurs, si ça marche si bien que certains se sont reconvertis en thérapeutes du Lyme (voir chapitre 3).

Des conséquences potentiellement graves

La fréquence des effets indésirables est très mal connue puisque les adeptes de ces thérapeutiques au long cours ne publient pas leurs résultats, et que nous passons notre temps à les arrêter. Dans notre expérience de 15 patients traités pendant plus de six mois, des effets indésirables ont été retrouvés chez 27 % des patients avec en moyenne 0,6 effet indésirable par patient. Mais en 1998, parmi des patients américains avec Lyme non confirmé, 55 % avaient présenté des effets indésirables mineurs et 6 % des effets indésirables graves.

La panoplie des effets indésirables décrits dans ces deux séries de patients et dans des cas cliniques est très large. Et certains sont mortels, mieux vaut le savoir. Le cas récemment publié d'une jeune femme de 30 ans est un bon exemple de ce genre d'issue fatale. Traitée pendant 35 mois par voie intraveineuse pour un Lyme présumé, elle décède d'une septicémie à un champignon (*Candida parapsilosis*) dont le point de départ était son cathéter intraveineux. Normalement ce mode d'administration intraveineux est plutôt réservé aux infections graves engageant le pronostic vital, car il est associé à un risque d'infection généralisée parfois mortelle. Sinon, on trouve les complications classiques de l'antibiothérapie : troubles digestifs, douleurs abdominales, réactions allergiques cutanées (parfois graves), hépatites médicamenteuses, candidose génitale (chez les femmes), candidose buccale (pour les deux sexes), colite à *Clostridium difficile.*

Il est de mieux en mieux connu que la prise prolongée d'anti-infectieux altère le microbiote avec modification des flores bactériennes « normales » intestinales, mais aussi cutanées, pulmonaires, là où nous portons des microbes, et nous en portons beaucoup et un peu partout. Il est aussi connu que la prise d'antibiotiques de façon répétée ou chronique aboutit à la sélection de souches résistantes aux anti-infectieux. Et que nous sommes menacés par l'émergence de la résistance aux antibiotiques de germes responsables d'infections courantes. Plus encore, il été montré récemment que la prise prolongée d'un antibiotique, la ceftriaxone, assez largement utilisée par les « Lyme docteurs », n'altère pas uniquement la flore intestinale normale, mais dérégule aussi le système immunitaire. Enfin, il est possible que la prise de certains antibiotiques augmente le risque de maladie neurologique comme le Parkinson.

Que demander de plus pour respecter les recommandations générales de bon usage des antibiotiques ?

Un coût important

Finalement, ce sur-traitement est responsable de coûts de soins non négligeables avec la multiplication des recours au système de santé, des consultations à répétition, la réalisation d'examens non justifiés et parfois invasifs, la prise de traitements avec les risques iatrogènes associés. Le coût financier du sur-diagnostic et du sur-traitement de la maladie de Lyme a été estimé aux Pays-Bas à environ 5 700 euros par patient.

Certaines dépenses sont liées aux tests, souvent répétés, concernant la maladie de Lyme, mais aussi les autres pathologies transmises par les tiques. D'autres dépenses sont liées au coût des traitements et aux modalités de leur administration, quand ils ne sont administrables que par une infirmière du fait de la voie veineuse ou intramusculaire. On ne peut pas non plus faire l'impasse sur les effets secondaires de ces traitements, effets indésirables dont la fréquence augmente logiquement avec le nombre de médicaments utilisés et la durée des traitements.

Et encore, je ne parle pas des patients qui vont chercher une prise en charge à l'étranger. Ceux-ci ont alors à supporter les coûts de tests diagnostiques (certains dont je n'ai jamais entendu parler), et de traitements (parfois inconnus en France), car la Sécurité sociale ne les rembourse pas. Je me souviens d'un patient chez lequel les traitements revenaient à 800 euros par mois. Au bout de trois mois, il était dans mon bureau pour un deuxième avis et presque soulagé d'apprendre qu'il s'était fait embobiner au nom du Lyme. Certains peuvent être pris en charge dans des cliniques spécialisées Lyme. La BCA Clinic à Augsbourg est réputée pour ses tarifs.

Les coûts des traitements à l'étranger peuvent être tels que des patients font appel à la solidarité pour se traiter. Un article publié en octobre 2018 dans une revue américaine, le *JAMA*, faisait le point sur ce phénomène :

en deux ans, aux États-Unis et au Canada, 114 cagnottes avaient permis de récolter 689 000 dollars pour le traitement de la maladie de Lyme chronique. Dans de tels pays, ces cagnottes permettent de combler le différentiel entre le coût de la prise en charge et les remboursements des assurances privées. Mais ils peuvent aussi financer des traitements alternatifs. Et de tels phénomènes se voient également en France, où ils ne font pas l'objet de publications scientifiques, mais de belles couvertures de presse. Par exemple, Jules bénéficiera de divers dons du Crédit mutuel (6 000 euros), du groupe Ouest boissons (4 500 euros) pour acheter une chambre hyperbare portative, un traitement farfelu du Lyme chronique. Ailleurs, c'est Margot qui bénéficie d'une vente d'objets d'art pour aller se faire soigner en Allemagne. Certains vont se faire traiter aux États-Unis où la prise en charge peut atteindre 100 000 dollars par an.

Mais il est plus difficile d'estimer le coût pour la société d'une prise en charge inadéquate de patients qui se retrouvent affublés d'un diagnostic de maladie chronique difficilement curable, source de handicap, d'arrêt de travail, d'incapacité de travail, et pour finir d'allocation pour handicapés. Cela ne me choque pas dans le sens où il s'agit, pour certains de ces malades, d'un véritable handicap. Ce qui est choquant est l'attribution de ce handicap à la maladie de Lyme, alors même que cette maladie est parfaitement curable.

Des maladies non diagnostiquées et non prises en charge

Tout aussi important, en posant à tort le diagnostic de borréliose de Lyme, le médecin fait courir au patient le risque de voir s'aggraver une pathologie non diagnostiquée. Nous ne reviendrons pas sur le décès de cette patiente de 37 ans d'une défaillance multiviscérale dans un contexte de lupus érythémateux systémique, diagnostic réfuté par la patiente convaincue d'avoir une borréliose de Lyme, après de multiples recherches sur Internet et un diagnostic évoqué par différents médecins généralistes. Pareillement dans le cas d'un trouble psychiatrique, retarder le diagnostic conduit à prolonger la souffrance du patient, souvent déjà en grande détresse. Et le suicide peut en constituer l'issue fatale.

Car pendant ce temps d'égarement diagnostique, la vraie maladie sous-jacente du patient continue d'évoluer, juste masquée par le large éventail de médicaments donnés qui comprend très souvent d'autres drogues que des antibiotiques, et notamment très souvent des antalgiques puissants (comme des morphiniques) ou des anti-inflammatoires tout aussi puissants (comme de la cortisone). Le diagnostic erroné de Lyme est donc une perte de chances pour le patient.

Un cas de tuberculose, que j'ai récemment observé, illustre jusqu'à la caricature les dérives et les risques du sur-diagnostic de Lyme. Le diagnostic de Lyme avait été posé devant une altération de l'état général et des douleurs diverses, des signes pourtant non évocateurs de

Lyme : 18 types différents d'anti-infectieux ont été pris par le patient pendant une durée de 942 jours, soit près de trois ans. Pendant ce temps, la tuberculose progressait alors qu'il s'agit d'une maladie potentiellement mortelle et contagieuse, pouvant laisser des séquelles sévères, sans compter le risque d'émergence de résistance si le patient avait reçu pour le Lyme présumé un seul des médicaments efficaces de la tuberculose.

Les phénomènes de sur-diagnostic et de sur-traitement de la maladie de Lyme s'aggravent donc. Les autorités sanitaires et politiques devraient se pencher sur ce phénomène inquiétant, à l'heure du bon usage des antibiotiques. Au lieu de cela, elles s'emploient à essayer de trouver un compromis entre les associations et les « Lyme docteurs » d'un côté, et tous les autres médecins de l'autre. Avec des résultats très éloignés de leurs désirs, comme nous allons maintenant le voir.

6

Des politiques sous influence des associations

Le monde politique au pouvoir se devait d'apporter une réponse aux pressions que les associations d'activistes, principalement la Fédération française des maladies vectorielles à tiques (FFMVT), noyautée par les « Lyme docteurs », exercent sur lui. Il est interpellant, pour un néophyte de la politique comme moi, de constater qu'une minorité très agissante de militants associatifs est mieux introduite dans les arcanes du pouvoir que les sociétés savantes qui représentent l'immense majorité des médecins. Mais c'est un fait peu contestable : cette minorité semble beaucoup plus écoutée que les plus de 95 % de médecins qui pensent le contraire. Il faut dire qu'ils sont plutôt efficaces sur le plan de la communication (voir chapitre 4). Et il est probable que les politiques, ou certains d'entre eux, même les médecins élus, soient influencés par d'autres considérations que scientifiques.

Cette politique sous influence a été caricaturale jusqu'en 2017, date à partir de laquelle un peu d'ordre a été mis dans la maison avec une ministre et un directeur général de la santé probablement un peu plus au fait des problèmes du Lyme que leurs prédécesseurs. Toutes les décisions prises en matière de Lyme jusqu'en 2017 étaient en effet empreintes d'une note politique plus que scientifique. Les preuves de cette dérive d'une politique sous influence sont nombreuses. Mais malheureusement, elles continuent de s'accumuler.

Une proposition de loi pour reconnaître quelque chose qui n'existe pas

Le 25 septembre 2019, la présidence de l'Assemblée nationale a enregistré une proposition de loi (n° 2258) visant à étudier la « reconnaissance de la chronicité de la maladie de Lyme ». Cette entité n'est reconnue par la communauté scientifique nulle part dans le monde. Mais il s'agit d'un des chevaux de bataille des « Lyme docteurs » et de la FFMVT. Comment un groupe d'activistes et de lobbyistes a réussi à influencer un peu plus de 80 députés, de tous bords politiques, parmi lesquels on compte peut-être des médecins, pour une telle reconnaissance défie quand même l'entendement. D'autant que nous avons été auditionnés au même titre que les activistes.

Nous n'avons pas dû être très convaincants, force est de le reconnaître. Pourtant, au niveau international, toutes les agences sanitaires rejettent le terme de « maladie de Lyme chronique » (voir chapitre 3).

Cette proposition de loi remet bizarrement en cause des données médicales connues et validées. Elle appelle à plusieurs choses incompréhensibles pour les spécialistes de cette maladie : 1/ « conduire des études randomisées de traitement de plus de quatre mois afin d'évaluer les bénéfices d'un traitement prolongé antibiotique », faisant croire que de tels traitements pourraient être efficaces alors qu'il a déjà été montré que traiter par trois mois supplémentaires d'antibiotiques ne servait à rien (voir chapitre 1) ; 2/ « clarifier et quantifier les risques de contamination *in utero*, par le sang et par le sexe », alors que ce danger quantifié est considéré comme nul sur le plan sexuel (la bactérie ne se retrouve pas dans les sécrétions génitales) et non prouvé sur le plan sanguin (la bactérie peut se retrouver de façon transitoire dans le sang, mais aucun cas de transmission sanguine n'a jamais été prouvé).

Je croyais qu'une politique de santé à un tel échelon de la représentativité nationale devait s'appuyer sur la science et sur l'expertise existante. Je ne pensais pas que des députés français pouvaient faire écho à des théories complotistes au mépris de toutes les données scientifiques accumulées jusqu'à présent dans ce domaine.

Un poste de praticien hospitalier tombé du ciel

Un autre exemple de cette politique sous influence des associations est celui du poste de praticien hospitalier « offert » en 2017, sur décision politique, au professeur Christian Perronne, à l'époque figure emblématique des « Lyme docteurs », pour s'occuper des malades de Lyme présumés qui viennent le consulter. Il faut dire que la liste d'attente pour voir ce gourou du Lyme est très longue, plus d'un an d'attente quand même. Cela montre au moins que la maladie de Lyme ne fait pas partie des maladies infectieuses qui engagent rapidement le pronostic fonctionnel ou vital. Sinon, comment expliquer qu'une telle attente ne soit pas préjudiciable au patient ? Mais comme nous l'avons vu, ces malades ont d'autres problèmes médicaux (voir chapitre 3). Et avec le Lyme, nous ne faisons pas face à une maladie infectieuse grave (voir chapitre 1).

Alors que ce genre de poste de praticien à l'Assistance publique-Hôpitaux de Paris ne peut être obtenu sans autofinancement et sans l'approbation théorique de ses pairs, le professeur Perronne s'est fait offrir ce poste et en a informé ses pairs : c'est « cadeau » au nom du Lyme. Ça ne se refuse pas. Il faut dire que le professeur Perronne avait ses entrées au ministère de la Santé où il était bien considéré jusqu'en 2017. Certains n'excluaient pas qu'il puisse avoir raison seul (*JDD*, 18 septembre 2016). Sous le couvert de l'anonymat, un « haut responsable » du ministère déclare « Et si c'était un génie ? Les agents infectieux réservent tellement de surprises, certaines bactéries ne sont pas détectées ». Dans cet article, une autre hypothèse est formulée par un bon connaisseur des arcanes ministériels : « Les autorités sanitaires cèdent pour se couvrir face à la pression de l'opinion publique ». L'attitude sanitaire du ministère est cavalière, mais pas particulièrement surprenante puisque Christian Perronne a dirigé, jusqu'à une époque récente, beaucoup des instances dirigeantes de l'infectiologie française (voir introduction). Et il a fallu que ses collègues infectiologues prennent conscience de ses positions anachroniques sur le Lyme pour qu'il soit progressivement discuté avant de disparaître des instances dirigeantes.

Malgré ses prises de position allant à l'encontre de toutes les données scientifiques actuelles sur le Lyme, le professeur Perronne a donc obtenu son poste de praticien. Il nous avait initialement dit que le poste était fléché pour une collègue infectiologue à Paris. Mais finalement c'est Mme… Véronique Perronne qui a pris le poste. Sa femme est ainsi passée de l'hôpital de Mantes-la-Jolie à celui de Garches. La tambouille française du Lyme se fait maintenant en famille, avec la complicité des autorités sanitaires de l'époque !

COPIL Lyme

Il y a plusieurs COPIL (comité de pilotage) au ministère de la Santé, dont un sur le Lyme. On trouve au COPIL Lyme presque toutes les institutions sanitaires de la République : Direction générale de la santé (DGS), Direction générale de l'offre de soins (DGOS), Agence nationale de sécurité du médicament et des produits de santé (ANSM), Agence nationale de sécurité sanitaire de l'alimentation, de l'environnement et du travail (ANSES), Haute Autorité de santé (HAS), Santé publique France (SPF), Établissement français du sang (EFS), Caisse nationale d'assurance maladie (CNAM), Institut national de recherche agronomique (INRA), Office national des forêts (ONF), et Alliance pour les sciences de la vie et de la santé (AVIESAN). On y trouve aussi cinq représentants pour cinq associations de Lyme : FFMVT, France Lyme, Le Relais de Lyme, Lyme sans frontières et Lympact. Dans ce paysage surnagent les deux seuls spécialistes infectiologues de la maladie de Lyme : le directeur du Centre national de référence des *Borrelia* à Strasbourg, le professeur Benoît Jaulhac, et le président en exercice (ou son représentant) pour la Société de pathologie infectieuse de langue française. Il n'est pas question ici de discuter la présence des associations, mais simplement de s'interroger sur leur sur-représentation… Les associations sont indispensables, les scientifiques tout autant !

Le COPIL Lyme a été créé en 2016. Il s'est réuni pour la première fois en janvier 2017. Il se réunit environ une à deux fois par an. Il a pour vœu de mettre en œuvre le plan Lyme, dont l'un des objectifs prioritaires est la mise en place d'une dynamique de prévention. Une des autres décisions du COPIL Lyme a été de mandater la Haute Autorité de santé (HAS) afin qu'elle établisse des recommandations de bonne pratique pour la prise en charge de la maladie de Lyme. Ces recommandations étaient censées prendre la suite de celles de la « Conférence de consensus sur la borréliose de Lyme » publiées en 2006. À mes yeux, les recommandations de 2006 n'avaient pas démérité, même s'il y a toujours des retouches à faire. Mais les associations de patients et la minorité très agissante de « Lyme docteurs », très bien représentées au sein du COPIL, ont abouti à remettre en cause ses recommandations. La HAS a ainsi été sollicitée par la DGS pour établir de nouvelles recommandations en 2016-2017. La machine infernale était lancée…

La HAS sur le front du Lyme

Le texte des recommandations dites de « bonne pratique » pour la « prise en charge de la borréliose de Lyme », organisé par la Haute Autorité de santé (HAS), a été élaboré entre 2017 et 2018.

Le groupe de travail de la HAS comprenait une trentaine de personnes. Il a été dirigé par Jérôme Salomon, professeur de maladies infectieuses (et adjoint du professeur Perronne…), jusqu'à son avant-dernière réunion, car il a été ensuite nommé à la Direction générale de la santé (DGS) et remplacé par un membre du groupe de travail. Pour les deux tiers, il s'agissait de médecins, « experts », représentant leurs sociétés savantes respectives et les spécialités médicales concernées par la maladie de Lyme (maladies infectieuses, microbiologie, neurologie, rhumatologie, dermatologie, pédiatrie, ophtalmologie, douleur…). J'y étais au titre de représentant de la Société française de dermatologie. Dans l'autre tiers, on retrouve nos « Lyme docteurs » et trois associations : cinq médecins sont affiliés à la toujours bien introduite FFMVT (dont le professeur Perronne qui était alors un des piliers de l'association), un autre médecin est affilié au Relais de Lyme, et il y a une représentante (non médecin) d'une troisième association de patients. En gros, au sein de ce groupe de travail, huit médecins représentaient la petite chapelle des « Lyme docteurs », et une vingtaine d'autres plus de 95 % des opinions du monde médical sur le Lyme. On a rarement vu une telle minorité aussi bien représentée. L'esprit « gaulois réfractaire » récompensé ?

Au final, le poids des « Lyme docteurs » s'est révélé être aussi important que le poids des sociétés savantes. Les raisons en sont nombreuses. Les articles sur lesquels les recommandations étaient censées s'appuyer n'ont pas été correctement évalués, filtrés, gradués en fonction de leur qualité scientifique, ce qui est pourtant à la base de l'établissement de recommandations. On a accordé presqu'autant d'importance au bon qu'au mauvais. Un autre point clé est qu'en cas de désaccord, il n'y avait pas de vote. On recherchait le compromis. Les « Lyme docteurs » ont bien agi de concert, semant le doute dans l'esprit de certains d'entre nous, de temps en temps, au gré des nombreuses séances. Enfin, du fait de l'absence régulière de certains experts, les « Lyme docteurs » étaient souvent presque aussi nombreux autour de la table que les représentants des sociétés savantes. On s'est un peu fait emberlificoter…

Les séances étaient, comme on peut l'imaginer, tendues. Certains experts se voyaient accusés, par les « Lyme docteurs », de potentiels liens d'intérêt avec l'industrie pharmaceutique. Alors même que les « Lyme docteurs » n'avaient déclaré aucun lien d'intérêt du fait de leur appartenance aux associations de Lyme ou de leur engagement militant associatif. Ils n'allaient pas non plus dire le contraire de ce qu'ils vendaient en librairie, puisque deux d'entre eux avaient aussi écrit des livres sur le Lyme. Le poids de l'expertise, avec l'expérience médicale et la rigueur de l'analyse scientifique, était équivalent au poids des opinions forgées par les « Lyme docteurs » au gré de leur expérience individuelle, avec des résultats miraculeux, jamais publiés ailleurs que sous forme de témoignage dans la presse populaire.

La mainmise des associations et des « Lyme docteurs » sur ce groupe de travail est aussi illustrée par le fait qu'ils ont fait auditionner les « Lyme docteurs » américains : le docteur Richard Horowitz, ancien président de l'ILADS, le docteur Samuel M. Shor, président de l'ILADS à la date de l'audition, et le docteur Ronald Wilson, président de l'ILADEF (International Lyme and Associated Diseases Educational Foundation) à la date de l'audition. Le docteur Samuel M. Shor est également président et fondateur d'une clinique américaine spécialisée dans le traitement hyperbare de la maladie de Lyme. La médecine hyperbare est un traitement qui consiste à administrer de l'oxygène à une pression supérieure à la pression atmosphérique. Les indications classiques sont les intoxications à l'oxyde de carbone, le mal d'altitude ou les accidents de plongée sous-marine, mais pas la maladie de Lyme. Le docteur Shor fait ainsi partie de ces « Lyme docteurs » qui promeuvent des traitements ésotériques pour une maladie qui normalement se guérit par trois semaines d'antibiotiques. Voici comment la HAS s'est pris les pieds dans le « Lyme business » venu d'outre-Atlantique. On est tombés bien bas !

Je n'avais jamais vu de telles méthodes de travail au sein de cette institution présumée indépendante. Mais, pour ce groupe de travail-ci, la parole d'un « Lyme docteur » avait autant d'importance que les résultats d'un essai thérapeutique randomisé en double aveugle…

L'essentiel était probablement d'arriver à un consensus sans que le président du groupe de travail compromette ses chances d'accéder au poste de directeur général de la santé qui lui était promis après avoir été conseiller médical du candidat Macron à l'Élysée. Il a été nommé juste avant la fin du travail. Le chapeau de l'échec de ses recommandations pouvait être porté par son successeur à ce poste. Il allait être rattrapé par le Covid.

La guerre des recos

Les recommandations 2018 de la HAS

En juin 2018, la HAS publie donc des « recommandations de bonne pratique » pour la prise en charge de la « borréliose de Lyme et autres maladies vectorielles à tiques ». Ce travail, une fois achevé, a été doublement remis en cause. D'abord les membres du groupe de travail ont tous refusé de signer ce texte, en partie ou en totalité : 9 des 26 votants (3 des 29 membres du groupe de travail se sont abstenus) n'ont pas endossé l'ensemble du travail ; 9 autres ont endossé les chapitres 1, 2 et 3, refusant le chapitre 4 intitulé « Symptomatologie/syndrome persistant polymorphe après une possible piqûre de tique » (SPPT) ; enfin 8 (tous « Lyme docteurs » ou apparentés) ont refusé d'endosser la partie du texte sur le diagnostic biologique (la sérologie).

La HAS publiait donc un texte sans l'accord d'aucun des membres du groupe de travail sur l'ensemble du texte. Dans certains sports, on parlerait de passage en force.

Un consensus s'était pourtant dégagé pour beaucoup des parties du texte de la HAS, à l'exception du diagnostic biologique pour les « Lyme docteurs » et du SPPT pour tous les autres. Le problème du diagnostic biologique est la non-reconnaissance de ses performances (le test n'est pas fiable selon les « Lyme docteurs », voir chapitre 2). Côté représentants des sociétés savantes, « experts », le SPPT (« Symptomatologie/syndrome persistant polymorphe après une possible piqûre de tique ») n'était pas acceptable.

Le SPPT était en effet défini par : 1/ une piqûre de tique possible ; 2/ une triade (douleurs, fatigue persistante, plaintes cognitives) de plus de six mois ; 3/ un possible antécédent d'érythème migrant (la phase précoce cutanée localisée). On ne pouvait pas se mettre d'accord sur une telle histoire.

Sur les trois éléments définissant cette entité, deux sont possibles. Donc ils peuvent manquer… Et tout se joue alors sur un seul élément, le point 2. Or celui-ci est seulement caractérisé par des plaintes, des signes fonctionnels, sans nécessité pour cette plainte d'être confirmée par des signes objectifs (dépistables à l'examen clinique, radiologique ou autre). Une telle définition prête beaucoup trop à controverse. À ce compte-là, beaucoup de choses pouvaient devenir un SPPT, et notamment les troubles fonctionnels, comme nous l'avons vu précédemment (voir chapitre 3).

On touchait au cœur du problème des associations et des « Lyme docteurs » : le Lyme chronique. Car cette reconnaissance pouvait ouvrir la voie aux traitements antibiotiques au long cours, et aurait pu justifier beaucoup d'abus d'anti-infectieux. Pour s'en convaincre, il faut aller jeter un coup d'œil à l'annexe 7 (p. 325) de l'argumentaire des recommandations de la HAS (un travail fourre-tout de 402 pages). On peut y voir un tableau (ajouté à la demande de la FFMVT) intitulé « Traitement des formes chroniques de la maladie de Lyme et des co-infections : anti-infectieux actifs sur les *Borrelia sp.* responsables de la maladie de Lyme. Médicaments dont une activité *in vitro* et/ou *in vivo* a été publiée », où plus d'une vingtaine d'anti-infectieux sont cités avec, parmi eux, des antiparasitaires, des antifongiques et des antibiotiques inefficaces sur le Lyme, mais que l'on retrouve dans les ordonnances des « Lyme docteurs » (voir chapitre 5). Le Lyme chronique n'est portant pas reconnu au niveau international. Et les traitements antibiotiques au long cours ne sont pas efficaces (voir chapitre 5). Comment pouvait-on accepter un tel SPPT ?

En juillet 2018, sans surprise, l'ensemble des sociétés savantes ayant participé au groupe de travail de la HAS publiait donc un communiqué pour dénoncer une partie du texte, et plus particulièrement le chapitre 4, justifiant le refus de soutenir ces recommandations qui ont donc été publiées sous la seule responsabilité de la HAS. Quelques conseils départementaux de l'ordre des médecins et le Collège national des (médecins) généralistes enseignants ont été jusqu'à recommander de ne pas appliquer ces recommandations de la HAS. Soucieuses de rétablir rapidement une vérité plus proche des données scientifiques actuelles, ces sociétés savantes décidaient de travailler toutes ensemble à des recommandations nationales, sans la HAS. Ce qui fut fait en un temps record, même pas un an.

Les recommandations nationales françaises 2019 des sociétés savantes

En juillet 2019, les recommandations françaises signées par 24 sociétés savantes, avec un groupe élargi par rapport au groupe d'experts de la HAS, ont été publiées sous la houlette de la Société de pathologie infectieuse de langue française (SPILF). Mais ce groupe, à la différence notable de celui constitué par la HAS, ne comprenait pas un seul « Lyme docteur ». En revanche, il faisait la place à d'autres spécialités médicales concernées par de tels malades : médecins généralistes représentant leurs sociétés savantes, internistes et psychiatres spécialisés dans les troubles fonctionnels… Au total 24 sociétés savantes ont signé ce texte, qui a été publié dans la revue *Médecine et maladies infectieuses* en juillet 2019. Il est à noter que les recommandations nationales françaises ne diffèrent pas beaucoup des recommandations nationales d'autres pays. Et elles s'avéreront en phase avec les recommandations américaines publiées en 2020.

Nous sommes tous d'accord, entre experts !

Nos recommandations nationales sur la maladie de Lyme ont immédiatement fait l'objet de critiques importantes de la part des « Lyme docteurs », du Pr Perronne et des diverses associations. La HAS, elle, a regardé passer le train. La SPILF dit même avoir été sollicitée par la DGS, c'est-à-dire, en quelque sorte, par la nouvelle ministre de la Santé pour écrire les recommandations différentes de celle de la HAS. Si tel est bien le cas, bravo ! Ces contestations des activistes du Lyme sont de toute façon monnaie courante dans les différents pays où ils ont constitué un lobby efficace : États-Unis, Canada, France, Allemagne, Suisse... Et il ne faut pas s'y laisser prendre.

Pourtant il existe un très large consensus entre les différentes recommandations nationales sur la prise en charge du Lyme dans toutes ses manifestations précoces et tardives. Ce n'est pas très surprenant, car l'élaboration des recommandations repose sur l'analyse des résultats d'études scientifiques rigoureuses. Il y manquait souvent l'approche de patients souffrant de fatigue chronique et d'autres symptômes persistants attribués à une éventuelle morsure de tique, faute d'études récentes. Mais ce manque a aujourd'hui été comblé même si, en fait, on a surtout redécouvert des choses connues depuis les années 1990 aux États-Unis (voir chapitre 3).

De nouvelles recommandations HAS 2021 ?

Mais l'histoire n'est pas finie... En juillet 2019, à peu près au moment même où étaient publiées les recommandations nationales des sociétés savantes françaises, le COPIL Lyme au ministère de la Santé (réunion du 3 juillet 2019) demandait à la HAS de remettre en place un nouveau groupe de travail sur la maladie de Lyme pour de nouvelles recommandations. Il s'agirait des troisièmes en trois ans. Il arguait de la nécessité de mettre « à la disposition des professionnels de santé des recommandations consensuelles actualisées ». Elle « permettra une orientation des malades au sein de la filière » du parcours de soins (voir ci-dessous) et sera « un élément clé de la réussite de cette organisation nationale, en confiance avec les associations de malades ». Et d'ajouter : « Un protocole de soins devra être élaboré pour préciser les critères de cette orientation afin notamment d'éviter l'errance diagnostique et les thérapeutiques inadaptées. »

Que peut bien vouloir dire « en confiance avec les associations de malades » ? Alors que je ne suis pas loin de penser que peu de membres de ces associations de malades, ou en tout cas parmi ceux qui les représentent, n'a eu ou n'a la maladie de Lyme. Ou alors cette forme très particulière de Lyme chronique, avec des plaintes multiples, aucun signe physique objectif, une sérologie négative, une résistance au traitement antibiotique classique, qu'ils sont les seuls à attribuer au Lyme quand la plupart des experts les attribuent à des troubles fonctionnels (voir chapitre 3).

Pour résumer ce nouveau challenge pour la HAS, on prend les mêmes, même ceux qui défendent des positions contraires aux données scientifiques actuelles et nient l'existence des troubles fonctionnels, et on recommence le travail… même si le travail a déjà été refait entre-temps sans la HAS. C'est une histoire de fous. Les politiques n'aiment probablement pas perdre la face, ceux de la HAS non plus. Et puis, on ne sait jamais, la ministre de la Santé, Mme Buzyn, a été directrice de la HAS juste avant d'être ministre de la Santé… Il faut peut-être ménager la directrice actuelle ? Même si elle n'est pas très au fait des choses du Lyme. Et lorsque je l'ai rencontrée, elle m'est apparue pétrie de certitudes, comme imbibée des pensées du Pr Perronne. Il se dit d'elle qu'elle est têtue comme une mule bretonne… Ou alors il faut absolument faire taire les associations d'activistes du Lyme en leur donnant un nouvel os à ronger ? À ce jour (fin 2020), la première réunion du groupe de travail n'a pas encore eu lieu. Mais le Covid est passé par là. L'année 2020 fut une année blanche. Et la figure de commandeur du Pr Perronne est tombée de son piédestal. Il sera maintenant difficile aux associations de se faire entendre sans leur seul porte-parole universitaire.

Mic-mac à la HAS

En fait, la HAS a déjà essayé de rattraper le coup deux fois en rencontrant les représentants de la SPILF qui était leader pour l'élaboration des recommandations 2018. Je faisais partie de la première réunion de juin 2018 avec les professeurs France Cazenave-Roblot de Poitiers, alors présidente de la SPILF, et Benoît Jaulhac de Strasbourg. Ils voulaient nous faire revenir sur notre décision de ne pas signer les recommandations HAS 2018. Face à nous, il y avait trois personnes. Au centre, Mme la présidente de la HAS, une cardiologue, qui en plus de son rôle de présidente nous a parlé de problèmes cardiaques qui n'avaient rien à voir avec le Lyme. À sa droite, un ancien du cabinet Chirac, reconverti dans la politique de santé. C'est surtout lui qui a parlé, genre leçon de choses, grands principes généraux de la vie. Nous avons échangé des citations. Et à sa gauche Élisabeth Bouvet, ancienne professeure de maladies infectieuses à Paris, qui n'a quasiment pas ouvert la bouche pendant la réunion. Pour avoir été son interne il y a longtemps et connaître ses qualités médicales, j'étais stupéfait ! Elle avait l'air ni de connaître le sujet, ni d'avoir jamais entendu parler des études américaines des années 1990 ou des résultats de l'étude parisienne qui avait été publiée récemment par notre équipe. Mais on peut espérer qu'avec les trois autres études ayant depuis confirmé les données parisiennes, son jugement se soit modifié. Sans compter que son respect pour le Pr Perronne a peut-être pris du plomb dans l'aile depuis le Covid. Mais à l'époque, elle ne faisait que refléter l'opinion de beaucoup de collègues parisiens qui avaient travaillé avec le Pr Perronne. Peu d'entre eux avaient alors pris conscience de sa dérive, contrairement aux collègues de province plus connectés avec la réalité de Lyme.

La deuxième réunion de conciliation à la HAS s'est tenue au printemps 2019. Ils voulaient faire revenir la SPILF sur son idée d'associer l'ensemble des sociétés savantes à la rédaction de nouvelles recommandations 2019… alors que celles-ci étaient déjà sous presse ou sur le point de l'être. Cela s'est conclu par une fin de non-recevoir de la part de la SPILF, ce qui a rendu la directrice de la HAS furieuse, et lors du comité interne qui a suivi cette réunion, le nouveau représentant de la SPILF, le professeur Pierre Tattevin de Rennes, s'est vu attribuer d'étonnants qualificatifs.

Apparemment on est dans la tambouille politique. Les résultats des études de Paris, Nancy et Besançon portant sur plusieurs centaines de malades n'étaient même pas pris en considération. Un tel aveuglement est suspect d'un parti pris indigne d'une telle institution. J'espère que le Covid aura fait bouger les lignes.

Les « Lyme centers »

Autre réponse apportée par le ministère : la mise en place d'un parcours de prise en charge pour les patients consultant pour une maladie vectorielle à tique (MVT). Ce parcours comprend trois étapes : 1/ ambulatoire, sur tout le territoire ; 2/ centres de compétence hospitaliers, répartis sur le territoire et désignés par les ARS (agence régionale de santé), accueillant les patients en consultation ou en hospitalisation ; 3/ centres de référence hospitaliers, les « Lyme centers ». Selon le texte ministériel, les « Lyme centers » « sont en charge de l'harmonisation des pratiques, de la démocratie sanitaire, de la recherche clinique sur les MVT et de l'expertise des situations complexes ».

C'est de la novlangue. L'« harmonisation des pratiques », mais de quoi parle-t-on ? Les recommandations ont été éditées par l'ensemble des sociétés savantes et publiées en 2019. Il suffit de les mettre en application, ce qui ne pose aucun problème sauf aux « Lyme docteurs ». La « démocratie sanitaire », mais qu'est-ce qui peut bien se cacher derrière ce vocable ? Demander leur avis à des représentants d'associations de malades ? On va faire cela au vote ?

La « recherche clinique sur les MVT » est certainement utile. Est-ce que cela résoudra le problème, c'est-à-dire l'« expertise des situations complexes » ? Je n'en suis pas sûr. Car les « situations complexes » relèvent d'autres diagnostics que de la maladie de Lyme, nécessitent des prises en charge par des médecins spécialisés dans différents domaines, rhumatologique, neurologique, psychologique ou psychiatrique. Ces médecins spécialisés existent déjà, il suffit de leur adresser les malades.

Néanmoins les « Lyme centers » ont été désignés. Il en était prévu cinq, répartis sur toute la France, Ouest, Est, Sud, Centre et région parisienne. Il y a eu une dizaine de candidatures dont celle de mon hôpital. Cela a été jugé par un comité de six personnes.

L'équation était difficile à résoudre. Il fallait ménager les associations, au nom de la « démocratie sanitaire ». Mais en même temps, il ne fallait surtout pas que le « Lyme center » parisien aille au professeur Perronne de Garches. Cela aurait été la porte ouverte à tous les abus. Et le ministère se serait totalement décrédibilisé en confiant un « Lyme center » à un « Lyme docteur ». Il fallait aussi faire de la « recherche clinique ».

Il était possible pour les décisionnaires de savoir que les situations difficiles n'avaient pas tant besoin de recherche en « tique-ologie » mais surtout de prise en charge correcte des troubles fonctionnels, et de redresser certains diagnostics relevant d'autres traitements. Pour la région parisienne, le « Lyme center » est allé à l'hôpital de Villeneuve-Saint-Georges. Il s'agit d'une équipe sérieuse, mais le Lyme en lui-même ne pose aucun problème. Le problème est de gérer des malades se croyant atteints de Lyme et qui présentent en fait une autre maladie dont la principale est une pathologie fonctionnelle.

Les malades pourraient continuer à errer, car « faire de la recherche » pourrait être privilégié au détriment des « situations difficiles ». De fait, l'essentiel n'est probablement pas de faire de la recherche. L'essentiel est de mettre fin à l'errance de malades, devenus « objets de recherche », ce qui nécessite de prendre en charge correctement les troubles fonctionnels qui relèvent de spécialistes encore trop peu nombreux. En se concentrant sur la recherche autour de la tique et des maladies infectieuses, on prend le risque d'ajouter un spécialiste de plus autour du malade avec troubles fonctionnels, en l'oubliant dans sa globalité. Le spécialiste des maladies infectieuses pourrait donc s'ajouter aux autres spécialistes d'organe se penchant sur le malade (selon le symptôme par lequel on l'aborde).

Tout cela car personne n'a voulu voir la vérité en face, et qu'aucun politique n'a eu le courage d'affronter les associations d'activistes du Lyme dont le comportement frise pourtant la sortie de route à l'égard de beaucoup d'entre nous.

7

Harcèlement des experts

Je me suis souvent demandé, au fur et à mesure que j'avançais dans l'écriture de cet ouvrage, si le fait d'avoir été régulièrement harcelé par les associations d'activistes ne pouvait pas influencer mon jugement. Il ne s'agit certainement pas d'un conflit d'intérêts. Mais je dois avouer un certain ras-le-bol d'avoir été l'objet régulier, au cours des derniers mois, de manœuvres dont je ne sais pas trop comment les qualifier, le lecteur jugera.

Une ambiance pénible

Ces menaces ou pressions ont débuté à la suite de la recherche que nous avons faite, et de l'article publié *online* en 2018 (voir chapitre 2). Cet article, en quelque sorte, a mis à mal toutes les théories des « Lyme docteurs » et des associations d'activistes. Ils nous enfumaient depuis des années avec leur discours sur le Lyme chronique et nos résultats étaient une pierre dans leur jardin. Au même moment, je faisais aussi partie du groupe de travail de la HAS pour l'établissement des recommandations 2018 (voir chapitre 6). Et beaucoup d'entre nous recevaient à cette époque des cartes postales…

Ces critiques/pressions/menaces ont atteint leur paroxysme, pour moi, lors de la campagne 2019 pour être agréé « Lyme center » (voir chapitre 6). Nous étions trois centres hospitaliers en compétition pour le centre Lyme d'Île-de-France : Garches (où travaille le professeur Perronne), Villeneuve-Saint-Georges (qui finalement sera désigné) et la Pitié-Salpêtrière (où je travaille).

Le paradoxe est que je ne voulais pas présenter la candidature du service et de mon hôpital. Mais je l'ai fait après avoir été l'objet d'amicales pressions de différentes personnes à l'ARS et à la DGS. Et puis l'hôpital dans lequel je travaille était très bien placé pour répondre à la diversité des malades : il y avait tout ce qu'il fallait à la Pitié-Salpêtrière avec des équipes travaillant depuis longtemps dans les domaines de la fibromyalgie, des troubles du sommeil, de la douleur et des troubles fonctionnels. Notre projet était d'ailleurs construit autour de diverses spécialités où la prise en charge des troubles fonctionnels tenait une grande place. C'était fondé sur toute l'expérience acquise au cours de la décennie passée. Mais attribuer le centre parisien à mon hôpital, c'eût été reconnaître que ces patients relevaient de spécialités autres que les maladies infectieuses. Et cela n'était pas admissible pour les associations, et probablement pour certains collègues.

« Une image vaut mille mots »

« Une image vaut mille mots », disait Confucius. Je ne décrirai donc rien de ce que j'ai reçu. Le lecteur trouvera les quelques pièces à conviction nécessaires à son jugement, à titre d'illustrations de ce chapitre dont j'aimerais qu'il se passe de mots : une carte de vœux pas comme les autres (annexe 6, page 166), des cartes postales (annexe 7, page 167), un courriel menaçant (annexe 8, page 168), et je fais abstraction des menaces sur le réseau Internet – parfois d'une grande méchanceté – dont la répétition confine au harcèlement, et qui sont à la limite du possible sur le plan légal.

Pressions psychologiques

Aucun d'entre nous n'a été l'objet de menaces physiques, mais nous verrons plus loin qu'un activiste n'est pas passé loin de « menace de crime ou délit contre personne » dans l'affaire de Poitiers. Déjà, nous sommes soumis à diverses pressions *via* les réseaux sociaux, notre messagerie électronique, ou même plus directement. Je ne témoignerai que de celles dont j'ai été victime.

Lors d'une réunion publique à la mairie du 5e arrondissement de Paris où je devais parler de Lyme, devant un public non médical, la pression des associations sur le maire a été telle que la réunion a failli être annulée. J'ai finalement parlé avec la présence de deux policiers dans la salle juste à côté. Et à la fin de la réunion, le président d'une association bien connue de patients prétendument atteints de maladie de Lyme est venu me chuchoter à l'oreille : « Faites attention, nous allons porter plainte contre vous. »

Lors du dernier congrès national des sociétés de maladies infectieuses, les Journées nationales d'infectiologie à Lyon en juin 2019, à la fin de la dernière journée où il y avait une session entière consacrée au Lyme, nous étions quelques experts à être, très gentiment, attendus à la sortie par une douzaine d'activistes qui distribuaient des tracts. Dans un tel contexte, j'ai été exfiltré. C'est la première fois que je sors d'un congrès par une porte dérobée, raccompagné à mon hôtel par un garde du corps. Je suis sûr que ce n'était pas nécessaire. Mais l'organisateur ne voulait pas « prendre de risques ». Et je n'ai pas été le seul puisqu'une autre collègue a également été « raccompagnée » à son hôtel dans les mêmes circonstances. Déjà l'année précédente à Nantes, lors de l'édition 2018 des mêmes Journées, on m'avait demandé d'entrer par une porte dérobée. Mais j'étais quand même ressorti par la porte normale…

Mon exfiltration était liée au contenu du tract distribué par ces activistes, qui reprenait l'article publié (1er juin 2019) dans le Club Mediapart (un « espace de libre discussion des abonnés de Mediapart ») et intitulé « Diagnostic de Lyme : les certitudes anti-scientifiques du professeur Caumes ». Article signé par trois « Lyme docteurs » bien connus, affiliés à la FFMVT, se prévalant de leurs titres présents ou passés, de chercheur, directeur de recherche, à l'Inserm ou au CNRS. Cet article faisait suite à la tribune du professeur Christian Perronne, et du docteur Alexis Lacout (un radiologue, spécialité médicale non concernée par le Lyme) publiée dans *Le Point*

(13 mai 2019). Cette tribune était une réaction à un éditorial publié dans le *Bulletin épidémiologique hebdomadaire*, et signé par Jean-Claude Desenclos, le « Monsieur maladies infectieuses » (dont le Lyme) à Santé publique France, une agence très au fait des problèmes de santé publique en France et reconnue pour son sérieux. Sans surprise, cet éditorial ne va pas dans le sens des « Lyme docteurs ». En plus, il s'appuie sur les résultats de notre étude parisienne. Et la révélation des résultats des deux autres études françaises publiées entre-temps était venue renforcer les choses. Mais ces cinq « Lyme docteurs » restent concentrés sur la seule étude parisienne. Et notre article est « entaché d'erreurs scientifiques », il est d'une « grande faiblesse » et « tourne le dos à la plus élémentaire rigueur scientifique ». Bref, c'est à se demander comment cet article a pu être publié dans la plus importante revue américaine de maladies infectieuses. Quant à moi, je « trompe le public et surtout [mes] nombreux collègues », et « utilise des critères personnels, non scientifiques ». Peu importe que d'autres équipes aient montré la même chose que nous, et qu'eux n'aient jamais rien montré pour confirmer leurs hypothèses.

Un site internet, « Lymileaks » est particulièrement virulent. Ils ont en plus une page Facebook, et un compte Twitter. La présidente de l'association, Patricia Ducreux, se présente comme @calypsolyme. Le 4 juillet 2019, Lymileaks m'accuse de faire partie d'une « machine à corrompus ». Le 3 août 2019 @calypsolyme tweete « Et surtout ce cher Caumes devrait plutôt se cacher dans une grotte avant que l'orage lui tombe dessus, et qu'il soit foudroyé par la vérité qu'il dépense tant d'efforts à nous cacher ». Le 17 octobre 2019, en réponse à @calamity_lyme, @calypsolyme en rajoute une couche : « Caumes (cet assassin) devra bientôt répondre de ses actes... Et les autres suivront ». Heureusement que j'aime bien Lucky Luke et les histoires de Far West où Calamity Jane tient une bonne place.

Une douzaine d'experts concernés

Mais finalement, en matière de harcèlement probable, mon cas n'était pas grand-chose comparativement à ce que subissaient certains de mes collègues, et quelques-uns depuis plusieurs années. D'ailleurs, l'une d'entre nous, le professeur France Cazenave-Roblot, a fini par poursuivre en justice l'association d'activistes Le droit de guérir et son président et a obtenu réparation par le versement d'un euro de dommages et intérêts en janvier 2019. L'objet de la réparation est « un préjudice moral pour les faits d'injure publique envers un corps constitué, un fonctionnaire, un dépositaire de l'autorité ou un citoyen en charge d'un service public par parole, écrit, image, ou moyen de communication ». Le « moyen de communication » : une vidéo diffusée sur Facebook. Les « faits d'injure publique » : « on peut la qualifier de monstre » responsable de « millions d'erreurs de diagnostic ». À noter que cette injure avait été assortie de quelques « menaces de crime ou délit contre personne » dont il sera relaxé, mais qui sont inquiétantes : « Il va être temps de mettre un terme à cette mascarade... nous menons des actions... donc France Roblot, je crois qu'on va être amenés à se voir, on va éventuellement venir faire un petit tour dans votre service… on est en train de tout mettre en œuvre pour avoir votre planning… on va s'occuper de vous faire une petite visite amicale dans votre service, je pense qu'on mettra un peu d'ambiance, ce sera sympa… préparez votre jolie blouse blanche pour nous accueillir et puis soyez sage en attendant ». On comprend que le CHU de Poitiers où travaille le professeur Roblot se soit associé à la plainte. Et ait perçu des dommages et intérêts équivalents.

Le professeur Benoît Jaulhac, directeur du Centre national de référence sur la maladie de Lyme à Strasbourg, est depuis plusieurs années l'objet de pressions et de différentes plaintes de la part de certaines associations. En tant que directeur, il est très exposé. Un fac-similé de plaque mortuaire à son nom a même fait l'objet d'une cérémonie funéraire devant le laboratoire de l'hôpital de Strasbourg (où il travaille) en même temps que son cercueil grandeur nature, le 24 novembre 2017…. et en compagnie de onze autres collègues. Il y avait douze plaques mortuaires pour les douze « condamnés »… on n'est pas loin des *Douze Salopards*.

Réactions des autorités ?

On pourrait croire que ce genre de choses ne soit pas possible en France sans conséquences. Mais en fait, cela l'est. Il faut dire que la plupart des courriels, cartes postales, insultes ou messages postés sur les réseaux sociaux sont anonymes. Cela ne facilite pas les choses.

Et on ne s'interrogera pas là-dessus. D'ailleurs, il est difficile de porter plainte. En revanche, il est beaucoup plus intrigant de constater l'absence de réactions significatives du Conseil de l'ordre des médecins… J'ai pris leur avis, et il a été bienveillant. La justice apparaît beaucoup plus active, ce qui est paradoxal pour des médecins qui devraient avant tout être défendus par leur ordre et leur employeur, hospitalier et universitaire en ce qui concerne la plupart d'entre nous. Mes tutelles universitaire et hospitalière ont été alertées assez régulièrement. Et j'ai été jusqu'à solliciter une protection juridique auprès de l'Assistance publique-Hôpitaux de Paris, mon administration de tutelle, dans l'exercice de ma fonction de soignant. Mais il n'a pas été donné beaucoup de suites à ma demande. Pour résumer : je rencontre une certaine empathie, et pas d'indifférence.

Nos tutelles ne sont même pas capables de faire le ménage parmi nous… Il aura fallu attendre le Covid pour voir les autorités de tutelle de certains médecins, Conseil national de l'ordre des médecins (CNOM), Assistance publique-Hôpitaux de Paris (APHP), prendre la mesure du problème. Le 17 décembre 2020, l'APHP annonce avoir mis fin aux fonctions de chef de service du Pr Christian Perronne, à Garches, pour ses différentes prises de position sur l'hydroxychloroquine comme vis-à-vis de certains collègues assimilés à des assassins (pour n'avoir pas utilisé l'hydroxychloroquine chez leurs malades) ou des corrompus (pour déclarer des patients infectés). Le 26 décembre 2020, le CNOM révèle qu'il poursuit le Pr Christian Perronne (en même temps que six autres confrères dont le Pr Didier Raoult) pour ses propos polémiques sur l'épidémie de Covid. Ce que le Lyme n'avait pas réussi, le Covid l'a fait.

Au contraire des États-Unis, les « Lyme docteurs » français ne font pas l'objet de poursuites judiciaires de la part de leurs malades, ce n'est pas de pratique courante en France. Les deux seuls activistes du Lyme ayant été condamnés, à ma connaissance, sont la biologiste pharmacienne de Strasbourg (voir chapitre 2) et le président de l'association Le droit de guérir (voir plus haut).

8

Messages aux malades et aux politiques

Cette histoire touche à sa fin. Il est temps d'en tirer quelques conclusions et de discuter des possibilités de mettre fin à l'errance des malades et des politiques dans le monde du Lyme. D'emblée, il faut souligner la difficulté de la tâche, tellement cette histoire de Lyme renvoie à des problèmes structurels bien connus. Par exemple, établir des propositions pour pallier le déficit de médecins ne relève pas de mon champ de compétences, et d'autres s'y essaient depuis des années avec peu de succès pour le moment.

Les médecins et le malade

Soyons réalistes, aujourd'hui un médecin généraliste peut difficilement consacrer une heure à un malade, quel qu'il soit. Il ne peut même plus s'occuper des petites urgences qui, du coup, se rabattent sur l'hôpital et engorgent les services d'urgence. Si c'était un vrai Lyme, passe encore, cela ne prendrait pas beaucoup de temps, et les médecins des régions d'endémie en ont l'habitude. Mais un présumé Lyme chronique, ce n'est pas facilement envisageable pour eux. Le fait que les médecins généralistes soient trop mal considérés est un vrai problème.

Heureusement, si je peux dire, la pénurie de médecins fait qu'ils sont de plus en plus courtisés, mais quelle tristesse d'en arriver là pour faire un tel constat ! Les malades paient maintenant un lourd tribut au manque de médecins généralistes. Car de tels malades relèvent d'abord de leur spécialité, et ils sont les mieux formés pour ça puisque ces malades constituent une part importante de leurs patients. Mais insuffisamment nombreux, insuffisamment payés, débordés, les médecins généralistes ne peuvent tout simplement pas faire face correctement.

Si les médecins généralistes ne sont pas disponibles, force est de se rabattre sur l'hôpital. Il est naturel de se tourner vers un spécialiste des maladies infectieuses pour une maladie présumée infectieuse. Mais avec moins de 20 % des malades consultant pour Lyme ayant vraiment un Lyme ou une autre maladie infectieuse, cela n'est pas très enthousiasmant pour un infectiologue. D'ailleurs il n'y a pas eu un grand enthousiasme pour postuler au « Lyme center », une dizaine de candidats pour cinq places.

Le plus important : le patient pourra maintenant se tourner vers les « Lyme centers » et les centres qui leur sont affiliés dans des services de maladies infectieuses. Beaucoup d'infectiologues sont internistes ou généralistes, ce qui devrait permettre de prendre en charge ces malades correctement s'ils le désirent. Sinon, il faudra les diriger vers des spécialistes intéressés. Dans un tel contexte, mieux aurait valu créer des centres spécialisés en médecine psychosomatique. Mais c'eût été reconnaître que beaucoup n'ont pas la maladie de Lyme, et que la maladie de Lyme ne posait pas tellement de problèmes.

Sinon, le malade doit se tourner, selon le symptôme unique ou dominant, vers le spécialiste d'organe correspondant. Si la symptomatologie dominante est la douleur, quelle qu'en soit l'origine, un médecin spécialiste de la douleur doit préférentiellement être consulté. Pour tout ce qui est multi-systémique, c'est-à-dire qui s'exprime par des symptômes relevant de plusieurs organes distincts, faute de généraliste, il faut aller voir un interniste. Sinon les patients naviguent d'un spécialiste d'organe à un autre avec des coûts démesurés. Je ne conseille évidemment pas de voir un médecin qui se revendique « Lyme docteur » (voir chapitre 2).

Chacun a trop tendance à voir midi à sa porte, et si cela ne se guérit pas rapidement sous antibiotiques adaptés, il faut chercher autre chose que le Lyme. C'est ainsi dans plus de 80 % des cas que nous voyons.

Les universités

Une formation universitaire mieux adaptée à la pratique médicale de ville est un élément majeur de la solution aux problèmes de sur-diagnostic et de sur-traitement de la maladie de Lyme. La première chose serait de former les médecins à reconnaître les limites de leurs compétences. La deuxième serait de mieux les former à la psychologie et à la psychiatrie qui sont parmi les parents pauvres de notre formation universitaire. C'est indispensable à la prise en charge des patients avec des troubles fonctionnels ou des maladies psychiatriques, qui représentent près d'un tiers de ces malades. De plus le parcours erratique, et compliqué, de malades naviguant de médecin en médecin, à la recherche d'une écoute, est responsable d'une souffrance psychologique. Il faut donc savoir distinguer les problèmes psychologiques qui sont la conséquence de cette errance de ceux qui pourraient éventuellement en être la cause. La médecine psychosomatique devrait être une spécialité médicale reconnue.

Les futurs médecins devraient donc être sélectionnés sur leur aptitude à l'empathie et à la compassion, pas seulement sur leurs capacités scientifiques. Or nous sélectionnons des scientifiques, nous formons donc des chercheurs et des médecins qui feront… trop souvent autre chose que de la médecine générale, voire de la médecine tout court. Il faut revoir notre mode de sélection et notre mode de formation. Le problème du Lyme rejoint ici celui du manque de médecins généralistes, mais aussi de psychiatres, deux spécialités médicales actuellement sinistrées.

Le rôle des psychiatres est fondamental dans l'approche de la souffrance psychologique des malades. Mais il n'y a plus beaucoup de psychiatres, et il y en a de moins en moins. Il va donc falloir former à la médecine psychosomatique, à la prise en charge des troubles fonctionnels, de la douleur, des médecins généralistes et des médecins spécialistes. L'approche du malade psychiatrique est vraiment difficile, du fait du manque de psychiatres, mais aussi de l'évolution nosologique de la classification des maladies psychiatriques, qui n'était déjà pas facile pour un médecin classique à l'époque névrose ou psychose. Les psychologues peuvent pallier le manque de psychiatres dans beaucoup de domaines, mais il faudra que leur spécialité soit mieux reconnue et que leur activité ouvre droit à remboursement par la Sécurité sociale.

Les politiques

Le monde politique reste une énigme, même si une partie du voile s'est levé avec le Covid. Pourtant nous devrions partager certaines choses, notamment le goût de travailler pour autrui. Évidemment la dimension n'est pas la même, nous on se consacre à un individu, parfois à une collectivité, eux se consacrent aux Français. Mais les politiques m'apparaissent de plus en plus déconnectés du terrain, manquant de courage, et la polémique autour du Lyme l'illustrait bien avant le Covid (voir chapitre 6). La recherche du compromis en matière de Lyme aboutit à des décisions teintées d'anti-science, sinon de complotisme.

La création d'un COPIL Lyme au ministère de la Santé est une bonne chose. Mais il est surprenant de voir que les associations sont plus représentées autour de la table ministérielle que les spécialistes. Un rééquilibrage des rapports de force, côté médical, plus conforme aux réalités scientifiques, serait souhaitable.

Du côté des groupes de travail de la HAS, les « Lyme docteurs » sont sur-représentés aussi. S'ils représentent une association, comme la FFMVT, cette filiation doit être clairement reconnue et leur nombre limité en conséquence, c'est-à-dire à un représentant par association. Il s'agit d'un conflit d'intérêts potentiel et il doit être déclaré comme tel. Dans le groupe de travail précédent, ils représentaient près d'un tiers des personnes en présence alors qu'ils n'appartenaient à aucune des sociétés savantes participantes. Leur nombre doit donc être restreint, ce qui correspondra mieux à leur poids relatif. Par ailleurs, les règles pour évaluer les articles scientifiques à la base de la rédaction des recommandations doivent être respectées, c'est-à-dire que les résultats de leur analyse doivent être gradés et les études farfelues rejetées.

Le propos n'est pas de se débarrasser des associations de malades. Comme infectiologue ayant beaucoup appris des associations de malades du sida, je les respecte. Mais ici, j'ai plus l'impression d'avoir affaire à un groupe d'activistes soutenant une pratique de la médecine qui ne repose sur aucune base scientifique solide. Ce n'était pas le cas à l'époque du sida. Il est incontestable que nous avons besoin de travailler avec les malades. Pour autant, les associations n'ont pas à nous imposer une prise en charge qui repose sur des hypothèses non validées. Affirmer, en matière de Lyme, que les patients imposeront des traitements aux médecins n'est pas raisonnable (voir introduction). Même si le thème de « démocratie médicale » est cher à l'auteur de ces propos, celle-ci a des limites. Il est normal de soutenir une démarche participative de la part des patients, pour soulever des hypothèses, les tester, puis les valider. En revanche, voir le laisser-faire politique vis-à-vis des associations aboutir à faire entrer dans des recommandations nationales des pratiques non validées par la science et de surcroît hasardeuses pour les malades n'est pas compréhensible. C'est la raison du mic-mac à la HAS (voir chapitre 6). Espérons que les mêmes causes ne produiront pas les mêmes effets.

Les politiques réfléchissent actuellement beaucoup à l'évolution de la sélection à l'entrée des études de médecine, à la formation des médecins, à la pratique de la médecine dans des lieux reculés. C'est une excellente chose et des idées positives sortent de la boîte. Mais je ne suis pas sûr que cela puisse combler le manque de médecins, c'est le point clé. Il faudrait commencer par revaloriser l'acte médical, lui donner plus de sens. L'adaptation au temps passé avec le malade n'est pas une absurdité. Il est difficile d'imaginer le paiement d'une heure de travail varier du simple au quadruple. C'est pourtant ce qui se passe en médecine où un patient peut prendre une heure alors que l'on aurait pu en voir quatre dans le même temps, puisque le paiement est à l'acte.

La prise en charge des troubles psychologiques doit être réhabilitée et revalorisée. Elle est compliquée. Dans ces situations de détresse corporelle, il y a des facteurs favorisants, des facteurs déclenchants et des facteurs de pérennisation. C'est à l'État d'assumer ce qui relève de la santé, de cette santé-là en tout cas, car elle ne sera pas facilement prise en charge par les mutuelles. On doit reformer des psychiatres. Ce qui nécessitera peut-être de créer une filière moins scientifique au niveau de la sélection à l'entrée en médecine. Il faudrait réfléchir à démédicaliser la psychiatrie alors que l'on va dans le sens contraire.

Les malades et le médecin

Les malades me semblent pouvoir être bien pris en charge sans sortir des circuits organisés en France. Les choses m'apparaissent simples. La maladie de Lyme est facile à guérir, même si elle est parfois difficile à diagnostiquer. Devant des symptômes de plus de six mois, une sérologie négative et un traitement antibiotique de un mois inefficace, il faut penser à autre chose qu'un Lyme et s'extraire de cette filière Lyme, qui peut conduire à une errance et aboutir en Allemagne dans des cliniques spécialisées d'un coût prohibitif. Les malades peuvent consulter dans les Lyme center. Le plus souvent, une autre maladie sera diagnostiquée.

Les malades doivent se détourner de ces chimères onéreuses, et accepter de voir les choses difficiles de la vie en face. Au terme de cette décennie de rencontres avec des malades se croyant atteints de la maladie de Lyme et ne l'ayant pas, j'ai découvert des parcours de vie dévastateurs, notamment dans l'enfance. Mais aussi plus tard, à l'âge scolaire, puis dans le milieu familial, et professionnel. Et il est étonnant de voir comment ces parcours douloureux de vie entraient en résonance avec beaucoup de nos problèmes actuels de société : violences faites aux femmes et aux enfants, abus sexuel, harcèlement, épuisement professionnel… Le monde du travail génère de la souffrance surtout pour les plus fragiles, parce que malades ou frappés dans leur parcours de vie. La responsabilité politique est grande dans sa capacité à tolérer des comportements inadaptés. Il me semble exister un grand laxisme à plusieurs endroits comme l'illustre l'émergence émanant de la société civile à travers les mouvements « Me Too », « Balance ton porc » ou « Balance ton myso ». Les politiques vont peut-être finir par entendre le message. Mais là encore, cela me semble relever tout simplement des tâches régaliennes de notre État (éducation, défense, police, justice), comme la santé.

Les carences de l'État dans l'application correcte de ses tâches régaliennes en matière sanitaire renvoient à un choix politique qui me dépasse. Mais qui me paraît bien illustré par l'errance des malades pensant être atteints de maladie de Lyme. Le monde politique ne peut pas prêter autant d'importance à une douzaine de porteurs de théories complotistes qu'à l'expertise scientifique et à la connaissance clinique portée par 24 sociétés savantes médicales. Le Lyme, c'est aussi un peu du complotisme appliqué à la médecine.

Définitivement, le Lyme et sa tique sont bien l'illustration de problèmes de société très actuels.

ANNEXES

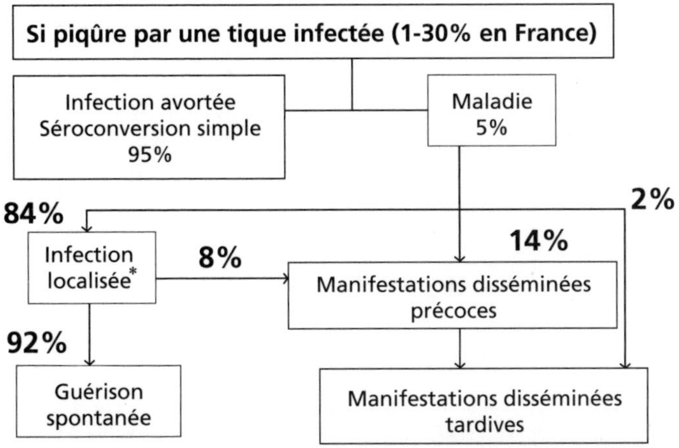

Annexe 1 : Histoire naturelle de la maladie de Lyme non traitée (d'après *P. Oschmann et coll., 1999*)

* Stade localisé d'erytheme migrant (ou *erythema migrans*)

Maladies (et agent infectieux)	**Type d'agent infectieux**	**Tique Vecteur**	**Répartition géographique en France**	**Nombre de cas rapportés/an en France**	**Stratégie diagnostique**	**Traitement de 1re intention**
Encéphalite verno estivale à tiques (TBEV)	Virus	*Ixodes ricinus*	Alsace, Alpes (2016)	$\simeq$ 20	Sérologie IgM et IgG sérum et LCS	Pas de traitement, mais un vaccin
Babésiose (*Babesia divergens*, *B. microti*)	Parasite	*Ixodes ricinus*	France métropolitaine	$\simeq$ 15	Frottis sanguin, PCR, sérologie	Atovaquone plus azithromycine OU Quinine plus clindamycine
Tularémie (*Francisella tularensis*)	Bactérie	*Ixodes ricinus* *Dermacentor sp*	France métropolitaine	50-100 dont 20 % suite à piqûre de tique	PCR/culture pus ganglionnaire ; sérologie	Ciprofloxacine Doxycycline
Borrelia miyamotoi	Bactérie	*Ixodes sp*	Inconnue	0 (3 cas Europe)	PCR sanguine, sérologie	Doxycycline
Candidatus Neoehrlichia mikurensis	Bactérie	*Ixodes sp*	Inconnue	0 (18 cas en Europe)	PCR sanguine	Doxycycline
Fièvre hémorragique de Crimée-Congo (CCHF)	Virus	*Haemaphysalis*	Inconnue	0 (3 cas Espagne)	PCR sanguine	Pas de traitement
Rickettsioses (*Rickettsia conorii*, *R. slovaca*, *R. raoulti*, *R. sibirica mongolotimonae*)	Bactérie	*Rhipicephalus*, *Dermacentor sp*	France métropolitaine	Une dizaine de cas/an pour chacune de ces rickettsioses	PCR écouvillon d'escarre, ponction ganglionnaire, sérologie	Doxycycline
Anaplasmose granulocytique humaine (*Anaplasma phagocytophilum*)	Bactérie	*Ixodes ricinus*, *I. scapularis*, *I. pacificus*	France métropolitaine	Moins d'une dizaine de cas par an	Frottis sanguin, PCR sanguine, sérologie	Doxycycline,
Ehrlichiose monocytaire humaine (*Ehrlichia chaffeensis*)	Bactérie	*Amblyomma americanum*	Inconnue	0 (maladie *a priori* non rapportée en Europe)	Frottis sanguin, PCR sanguine, sérologie	Doxycycline

Annexe 2 : Principales maladies infectieuses transmises par les tiques en Europe
(d'après Figoni J. *Guidelines from the French Scientific Societies* Med. Mal. Inf. 2019 ; 49 : 318-334)

Ordonnances abracadabrantesques

S_1 Infection chronique Traitement séquentiel :
MycoKil Nutergia 2 gel par jour pendant 15 jours
Fungizone : 3 c a mesure par jour en dehors des repas, un jour sur deux , p
jours,
Après 1 semaine du traitement précédent commencer :
Flagyl 500mg 3parjour pendant 5 jours
EPP 10 gouttes avant chaque repas pendant la semaine 1 ; semaine 2 15 goutte
alcaliniser l'alimentation (diminuer fortement laitages viandes rouges sucres a
tomates)

S_2 **Puis commencer :**
Cefuroxime axetil 500mg X2 par jour pendant 15 jours
Fasigyne 500mg X2 par jour pendant 6premiers jours (pas d'alcool)

P_2 Arrêt 15 jours

S_3 **Zythromax 250mg X 2** en une seule prise qsp 15 jours
Azithromycine TEVA 250 mg
6 comprimés pelliculés
FLUCONAZOLE 50mg/j tous les 3 jours pendant ces 15 jours
EPP 15 gouttes avant chaque repas

P_3 **Arrêt 20 jours**

S_4 **tetralysal 150mg X4 , en 2 prises pendant 1 5 jours**
FLUCONAZOLE 50mg/j tous les 3 jours pendant ces 15 jours
Fasigyne 500mg X2 par jour pendant les6 premiers jours (pas d'alcool)

Traitement général
TM Achillea Humulus aa 150ml HE Salvia off 1g
80 gouttes le matin tous les jours .

Zyma D 200000b UI 1 ampole par mois pendant 4 mois
Probiotiques **lactibiane Candisis et Ergyphilus** (1 par jour en alternant ou
régulièrement

Annexe 3 : Traitements séquentiels par trois antibiotiques, deux antiparasitaires et deux antifungiques
P : pause dans le traitement
S : semaine de traitement

texodil :un matin et soir dix jours puis arrêt dix jo
Tetralysal300 :un matin un mois
Ta~~vanic500 :un mat~~in, ~~dix jours , puis arrêt 10 jour~~
Zelitrex : un matin midi et soir, dix jours.
Tocco500 : un par jour, un mois.
zymaD200000 : une ampoule.
Tanakan :un matin midi soir, un mois.
Vitc1000 : un par jour.
Lactibiane reference : un par jour le soir, un mois.
Magnésium 300 boiron : un par jour, un mois.
Dhea50 : un par jour,un mois.
Aspirine100protect : un par jour.
Lamaline :un matin midi et soir.
Triflucan50 :un par jour pendant 10jours.
Riamet :un matin midi et soir, cinq jours
Cortancyl5 : un par jour, un mois.
Solupred20 : un par jour cinq jours.
Disulone : un demi par jour, un mois.
Speciafoldine5 : un par jour, un mois.
Vit B12: une ampoule matin , un moins.

Annexe 4 : Traitements prolongés par 21 médicaments différents incluant cinq antibiotiques (le cotrimoxazole a été supprimé de la photo, car le nom était écrit à la main), un antiparasitaire, un antiviral, un antifungique, deux corticoïdes et un opiacé !

Mopral20 : un par jour , le soir, un mois.

Zyma D2 300000u : une ampoule.

Magnésium 300 Boiron : un par jour, un mois.

Arginine : une ampoule par jour, un mois.

Vit B12 : une ampoule , per os, un mois.

Vitamine C 1000 : deux par jour, un mois.

Spéciafoldine 5 : un par jour, un mois.

Combantrin : 5 comprimés matin et soir, deux jours.

Tocco500 : un par jour, un mois.

Dafalgan codeiné : un matin midi et soir. En cas de besoin

Tanakan :un matin midi soir, un mois.

Aspegic 100 protect : un par jour un mois.

Plaquényl : un matin , un mois.

Azantac300 : un le matin , un mois.

Ciflox500 : un matin et soir dix jours puis un arrêt de dix jours pu
jours

Bactrim : un matin et soir, un mois.

Texodil : un matin et soir , un mois.

Tetralyzal150 : un par jour, un mois.

Disulone : un demi le matin , un mois.

Zelitrex : un matin midi e soir pendant dix jours.

Cortancyl 5 : un matin , un mois.

Probiolog fort : un le matin , un mois.

Triflucan 50 : un par jour dix jours durant la période d'arrêt du c

Annexe 5 : Traitements prolongés par 23 médicaments différents incluant cinq antibiotiques, deux antiparasitaires, un antiviral, un antifungique, un corticoïde et un opiacé !!

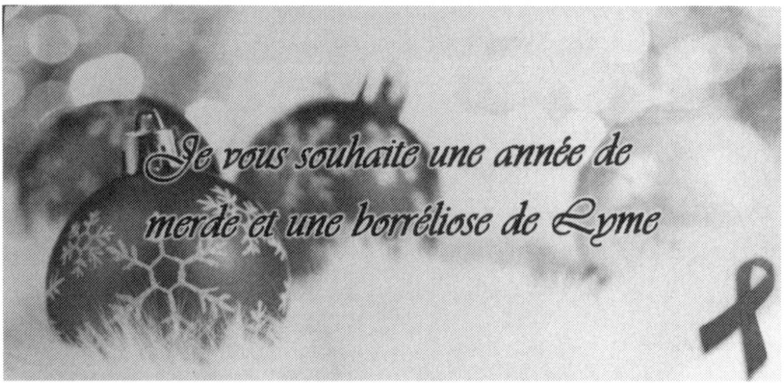

Annexe 6 : Une carte de vœux pas comme les autres
(reçue en décembre 2017)

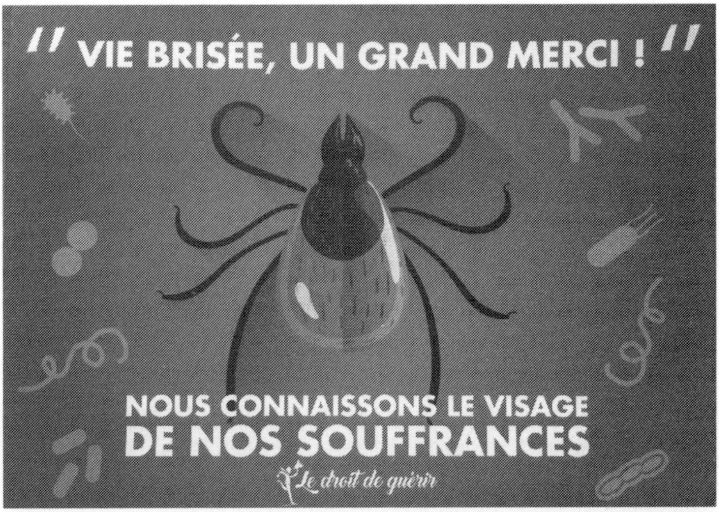
" VIE BRISÉE, UN GRAND MERCI ! "
NOUS CONNAISSONS LE VISAGE
DE NOS SOUFFRANCES
Le droit de guérir

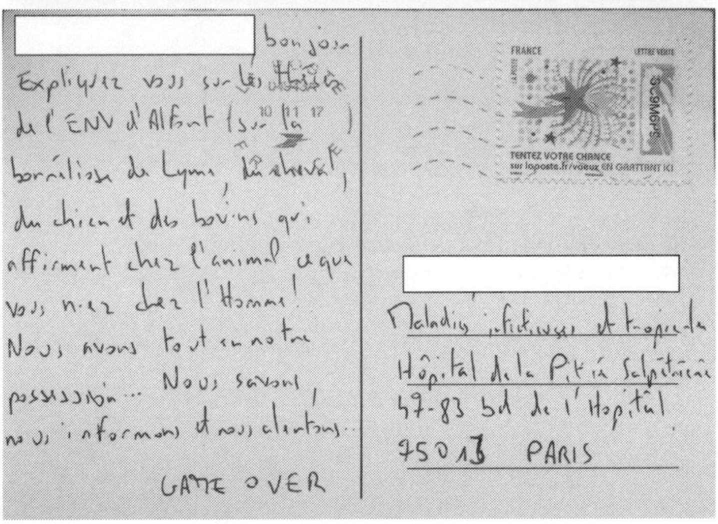

Annexe 7 : Des cartes postales d'inspirations diverses
(Le recto était toujours le même tandis que le verso présentait une douzaine de versions différentes ; les personnes soutenant l'association pouvaient acheter des cartes postales et les envoyer aux experts ; nous sommes une dizaine à en avoir reçu.)

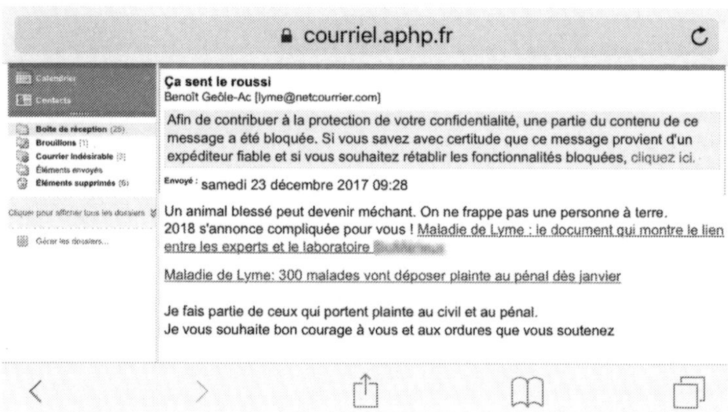

courriel.aphp.fr

Calendrier
Contacts
Boîte de réception (25)
Brouillons (1)
Courrier indésirable (3)
Éléments envoyés
Éléments supprimés (6)
Cliquer pour afficher tous les dossiers
Gérer les dossiers...

Ça sent le roussi
Benoît Geôle-Ac [lyme@netcourrier.com]

Afin de contribuer à la protection de votre confidentialité, une partie du contenu de ce message a été bloquée. Si vous savez avec certitude que ce message provient d'un expéditeur fiable et si vous souhaitez rétablir les fonctionnalités bloquées, cliquez ici.

Envoyé : samedi 23 décembre 2017 09:28

Un animal blessé peut devenir méchant. On ne frappe pas une personne à terre.
2018 s'annonce compliquée pour vous ! Maladie de Lyme : le document qui montre le lien entre les experts et le laboratoire

Maladie de Lyme: 300 malades vont déposer plainte au pénal dès janvier

Je fais partie de ceux qui portent plainte au civil et au pénal.
Je vous souhaite bon courage à vous et aux ordures que vous soutenez

Annexe 8 : Un courriel menaçant

(Reçu en décembre 2017, ce courriel est adressé par un certain « Benoît Geôle-Ac », Geôle étant une prison et Benoît Jaulhac un spécialiste de Lyme. Aucune plainte n'a été déposée deux ans plus tard.)

Références

1. Baker P.J., « The pain of “chronic Lyme disease” : moving the discourse in a different direction », FASEB Journal 2012 ; 26 : 11-2.

2. Berende A., Nieuwenhuis L., Ter Hofstede H.J.M., Vos F.J., Vogelaar M.L., Tromp M., *et al.*, « Cost-effectiveness of longer-term versus shorter-term provision of antibiotics in patients with persistent symptoms attributed to Lyme disease », PLoS ONE 2018 ; 13 : e0195260.

3. Berende A., Ter Hofstede H.J.M., Vos F.J., Van Middendorp H., Vogelaar M.L., Tromp M., *et al.*, « Randomized Trial of Longer-Term Therapy for Symptoms Attributed to Lyme Disease », N. Engl. J. Med. 2016 ; 374 : 1209-20.

4. Bouiller K., Klopfenstein T., Chirouze C., « Consultation for presumed Lyme borreliosis : the need for multidisciplinary management », Clin. Infect. Dis. 2019 ; 68 : 1974.

5. Boulanger N., Boyer P., Talagrand-Reboul E., Hansmann Y., « Ticks and tick-borne diseases », Med. Mal. Infect. 2019 ; 49 : 87-97.

6. Burgdorfer W., Barbour A., Hayes S., Benach J., Grunwaldt E., Davis J., « Lyme disease-a tick-borne spirochetosis ? », Science 1982 ; 216 (4552) : 1317-1319.

7. Cathébras P., Goutte J., « Intrications somato-psychiques : repères pour l'interniste », *in* Seve P., Lega J.-C., Broussolle C., Rousset H., (eds), *Diagnostics difficiles en médecine interne*, vol. 2, Paris, Maloine, 2018, pp. 449-476.

8. Cathébras P., Roblès A., Vergnon D., Gindre H., Weber E., Chalayer É., « Algies diffuses : que faire ? » *La Revue du Praticien-Médecine générale*, 2012 ; 26 (n° 892) : 867-873.

9. Corruble E., Guelfi J.-D., « Pain complaints in depressed in patients » Psychopathology 2000 ; 33 : 307-9.

10. Creed F., Barsky A., Leiknes K.A., « Epidemiology : prevalence, causes and consequences », *in* Creed F., Henningsen P., Fink P. (*eds*), *Medically unexplained symptoms, somatisation and bodily distress. Developing better clinical services*, Cambridge, Cambridge University Press, 2011, pp. 1-42.

11. Coumou J., Herkes E.A., Brouwer M.C., *et al.*, « Ticking the right boxes : classification of patients suspected of Lyme borreliosis at an academic referral center in the Netherlands », Clin. Microbiol. Infect. 2015 ; 21 : 368.e11-20.

12. Dattwyler R.J., Luft B.J., Kunkel M.J., Finkel M.F., Wormser G.P., Rush T.J., *et al.*, « Ceftriaxone compared with doxycycline for the treatment of acute disseminated Lyme disease », N. Engl. J. Med. 1997 ; 337 : 289-94.

13. Dessau R.B., Van Dam A.P., Fingerle V., Gray J., Hovius J.W., Hunfeld K.-P., *et al.*, « To test or not to test ? Laboratory support for the diagnosis of Lyme borreliosis : a position paper of ESGBOR, the ESCMID study group for Lyme borreliosis », Clin. Microbiol. Infect. 2018 ; 24 : 118-24.

14. Desenclos J.-C., « L'élaboration des recommandations de prise en charge de la maladie de Lyme : un nécessaire questionnement éthique », *Bulletin épidémiologique hebdomadaire*, 2019, N° 14 : 246-247.

15. Eldin C., Raffetin A., Bouiller K., *et al.*, « Review of European and American guidelines for the diagnosis of Lyme borreliosis », Med. Mal. Infect. 2019 ; 49 : 121-132.

16. Fallon B.A., Keilp J.G., Corbera K.M., Petkova E., Britton C.B., Dwyer E., *et al.*, « A randomized, placebo-controlled trial of repeated IV antibiotic therapy for Lyme encephalopathy », Neurology 2008 ; 70 : 992-1003.

17. Figoni J., Chirouze C., Hansmann Y., *et al.*, « Lyme borreliosis and other tick-borne diseases. Guidelines from the French Scientific Societies (I) : prevention, epidemiology, diagnosis », Med. Mal. Infect. 2019 ; 49 (5) : 318-334.

18. Forestier E., Gonnet F., Revil-Signorat A., Zipper A.C., « Cheminement diagnostique et vécu des patients se pensant atteints de “maladie de Lyme chronique” », Revue Méd. Int. 2018 ; 39 : 912-917.

19. Fournier L., Roussel V., Couturier E., *et al.*, « Épidémiologie de la borréliose de Lyme en médecine générale, France métropolitaine, 2009-2016 », BEH 2018 ; 19-20 : 383.

20. Gocko X., Lenormand C., Lemogne C., *et al.*, « Lyme borreliosis and other tick-borne diseases. Guidelines from the French scientific societies endorsed by the following scientific societies », Med. Mal. Infect. 2019 ; 49 : 296-317. *Erratum in* : Med. Mal. Infect. 2019 Oct ; 49 (7) : 558-559.

21. Groupe d’auteurs. Dossier (7 articles) : « Troubles somatoformes », *La Revue du praticien*, 2019 ; 69 : 195-223.

22. Guo Y., Yang X., Qi Y., Wen S., Liu Y., Tang S., *et al.*, « Long-term use of ceftriaxone sodium induced changes in gut microbiota and immune system », Sci. Rep. 2017 ; 7 : 430-35.

23. Haddad E., Chabane K., Jaureguiberry S., Monsel G., Pourcher V., Caumes E., « Holistic approach in patients with presumed Lyme borreliosis leads to less than 10 % of

confirmation and more than 80 % of antibiotic failure », Clin. Infect. Dis. 2019 ; 68 : 2060-2066.

24. Haddad E., Caumes E., « Experience of three French centers in the management of more than 1,000 patients consulting for presumed Lyme Borreliosis », Med. Mal. Inf. 2019 ; 49 : 481-482.

25. Hansmann Y., Leyer C., Lefebvre N., Revest M., Rabaud C., Alfandari S., *et al.*, « Feedback on difficulties raised by the interpretation of serological tests for the diagnosis of Lyme disease », Med. Mal. Infect., 2014 ; 44 : 199-205.

26. Hansmann Y., Cazenave-Roblot F., Weinbreck P., Michelet Chr., Caumes E., « Lyme disease : where is the controversy ? », Presse Med. 2015 ; 44 : 697-9.

27. Hansmann Y., Chirouze C., Tattevin P., Alfandari S., Caumes E., Christmann D., *et al.*, « Société de pathologie infectieuse de langue française. Lyme disease : The French Infectious Diseases Society's statement », Med. Mal. Infect., 2016 ; 46 : 343-345.

28. HAS, *Borréliose de Lyme et autres maladies vectorielles à tiques. Recommandation de bonne pratique*, juin 2018, https://www.has-sante.fr/jcms/c_2857558/fr/borreliose-de-lyme-et-autres-maladies-vectorielles-a-tiques

29. Hoedeman R., Blankenstein A.H., Van der Feltz-Cornelis C.M., *et al.*, *Consultation letters for medically unexplained physical symptoms in primary care (Review)*, Cochrane Database of Systematic reviews 2010, 12 : CD006524.

30. Hunfeld K.-P., Ruzic-Sabljic E., Norris D.E., Kraiczy P., Strle F., « In vitro susceptibility testing of *Borrelia burgdorferi* sensu lato isolates cultured from patients with *erythema migrans* before and after antimicrobial chemotherapy », Antimicrob Agents Chemother 2005 ; 49 : 1294-301.

31. Itani O., Haddad E., Pitron V., Pichon F., Caumes E., *Focus on patients receiving long-term antimicrobial treat-*

ments for Lyme borreliosis : no Lyme but mostly mental disorders, Med Mal Inf 2020.

32. Jacquet C., Goehringer F., Baux E., Conrad J.-A., Ganne-Devonec M.-O., Schmutz J.-L., *et al.*, « Multidisciplinary management of patients presenting with Lyme disease suspicion », Med. Mal. Infect. 2019 ; 49 : 112-120.

33. Jahfari S., Hofhuis A., Fonville M., Van der Giessen J., Van Pelt W., Sprong H., « Molecular Detection of Tick-Borne Pathogens in Humans with Tick Bites and *Erythema Migrans*, in the Netherlands », PLoS Negl. Trop. Dis. 2016 ; 10 : e0005042.

34. Jaulhac B., Saunier A., Caumes E., *et al.*, « Lyme borreliosis and other tick-borne diseases. Guidelines from the French scientific societies (II). Biological diagnosis, treatment, persistent symptoms after documented or suspected Lyme borreliosis », Med. Mal. Inf. 2019 ; 49 : 335-346.

35. Kaplan R.F., Trevino R.P., Johnson G.M., Levy L., Dornbush R., Hu L.T., *et al.*, « Cognitive function in post-treatment Lyme disease : do additional antibiotics help ? », Neurology 2003 ; 60 : 1916-22.

36. Klempner M.S., Hu L.T., Evans J., Schmid C.H., Johnson G.M., Trevino R.P., *et al.*, « Two controlled trials of antibiotic treatment in patients with persistent symptoms and a history of Lyme disease », N. Engl. J. Med. 2011 ; 345 : 85-92.

37. Krupp L.B., Hyman L.G., Grimson R., Coyle P.K., Melville P., Ahnn S., *et al.*, « Study and treatment of post Lyme disease (STOP-LD). A randomized double masked clinical trial », Neurology 2003 ; 60 : 1923-30.

38. Kobayashi T., Higgins Y., Samuels R., *et al.*, « Misdiagnosis of Lyme Disease With Unnecessary Antimicrobial Treatment Characterizes Patients Referred to an Academic

Infectious Diseases Clinic », Open Forum Infect. Dis. 2019 Jul. 1 ; 6 (7), pii : ofz299.

39. Lantos P.M., Wormser G.P., « Chronic coinfections in patients diagnosed with chronic Lyme disease : a systematic review », Am. J. Med. 2014 ; 127 : 1105-10.

40. Leeflang M.M.G., Ang C.W., Berkhout J., Bijlmer H.A., Van Bortel W., Brandenburg A.H., *et al.*, « The diagnostic accuracy of serological tests for Lyme borreliosis in Europe : a systematic review and meta-analysis », B.M.C. Infect. Dis. 2016 ; 16 : 140-148.

41. Llor C., Bjerrum L., « Antimicrobial resistance : risk associated with antibiotic overuse and initiatives to reduce the problem », Ther. Adv. Drug. Saf. 2014 ; 5 : 229-41.

42. Marzec N., Nelson Chr., Waldron P.R., *et al.*, « Serious bacterial infections acquired during treatment of patients given a diagnosis of chronic Lyme disease », M.M.W.R. Morb. Mortal Wkly Rep, 2017 ; 66 : 607-609.

43. Monsel G., Canestri A., Caumes E., « Antibiotherapy for early localized Lyme disease », Med. Mal. Infect., 2007 ; 37 : 463-72.

44. Murray A.M., Toussaint A., Althaus A., Löwe B., « Barriers to the diagnosis of somatoform disorders in primary care : protocol for a systematic review of the current status », Syst. Rev. 2013 ; 2 : 99.

45. NICE, « Lyme disease. Guidance and guideline », Cited 2018 May 26. Available from : https://www.nice.org.uk/guidance/ng95

46. Oschmann P., Kraiczy P., Halperin J., Brade V., « Lyme borreliosis and tick borne encephalitis », Uni-Med Science, 1999, chap 5, « Clinical symptoms », p. 52-77.

47. Pages F., Dautel H., Duvallet G., Kahl O., de Gentile L., Boulanger N., « Tick repellents for human use : prevention

of tick bites and tick-borne diseases », Vector-Borne Zoonotic Dis. 2014 ; 14 : 85-93.

48. Perronne Chr., « Critical review of studies trying to evaluate the treatment of chronic Lyme disease », Presse Med. 2015 ; 44 : 828-31.

49. PPAV Working Groups, « Personal protection against biting insects and ticks », Parasite 2011 ; 18 : 93-111.

50. Prins J.B., Van der Meer J.W.M., Bleijenberg G., « Chronic fatigue syndrome », Lancet 2006 ; 367 : 346-55.

51. Puel M.-A., Jaury Ph., « Les consultations répétées », *La Revue du Praticien*, 2008 ; 22 : 745-746.

52. Raffetin A., Saunier A., Bouiller K., *et al.*, « Unconventional diagnostic tests for Lyme borreliosis : a systematic review », Clin. Microbiol. Infect. 2019 Jul 12. pii : S1198-743X(19)30388-X.

53. Raoult D., « Of ignorance and blindness : The Lyme disease paradigm », Med. Mal. Inf. 2019 ; 49 : 85-86.

54. Reid M.C., Schoen R.T., Evans J., Rosenberg J.C., Horwitz R.I., « The consequences of overdiagnosis and overtreatment of Lyme disease : an observational study », Ann. Intern. Med. 1998 ; 128 : 354-62.

55. Rigaud E., Jaulhac B., Garcia-Bonnet N., Hunfeld K.-P., Féménia F., Huet D., *et al.*, « Seroprevalence of seven pathogens transmitted by the *Ixodes ricinus* tick in forestry workers in France », Clin. Microbiol. Infect. 2016 ; 22 : 735. e1-9.

56. Salomon J., « Face à la maladie de Lyme, il faut sortir des dogmes », interview *Le Point*, 11 avril 2019.

57. Santé publique France, « Borréliose de Lyme / Maladies à transmission vectorielle / Maladies infectieuses / Dossiers thématiques », [cited 2018 May 26]. Available from : http://invs.santepubliquefrance.fr/dossiers-thematiques/

maladies-infectieuses/maladies-a-transmission-vectorielle/borreliose-de-lyme

58. Schwameis M., Kündig Th., Huber G., von Bidder L., Meinel L., Weisser R., *et al.*, « Topical azithromycin for the prevention of Lyme borreliosis : a randomised, placebo-controlled, phase 3 efficacy trial », Lancet Infect. Dis. 2017 ; 17 : 322-9.

59. Septfons A., Goronflot T., Jaulhac B., *et al.*, « Epidemiology of Lyme borreliosis through two surveillance systems : the national Sentinelles GP network and the national hospital discharge database, France, 2005 to 2016 », Euro Surveill. 2019 ; 24 (11). doi : 10.2807/1560-7917.

60. Sigal L.H., « The Lyme disease controversy. Social and financial costs of misdiagnosis and mismanagement », Arch. Intern. Med. 1996 ; 156 : 1493-500.

61. Patel R,. Grogg K.L., Edwards W.D., Wright A.J., Schwenk N.M., « Death from inappropriate therapy for Lyme disease », Clin. Infect. Dis. 2000 ; 31 : 1107-1109.

62. SPILF, 16e Conférence de consensus en thérapeutique anti-infectieuse. Borréliose de Lyme : démarches diagnostiques, thérapeutiques et préventives, Paris, 13 décembre 2006.

63. SPILF, « Lyme borreliosis : diagnostic, therapeutic, and preventive approaches. Short text », Med. Mal. Infect. 2007 ; 37 :187-193.

64. SPILF et 14 autres sociétés savantes impliquées dans la prise en charge des maladies transmises par les tiques, communiqué de presse : « Borréliose de Lyme et autres maladies transmises par les tiques : pourquoi les sociétés scientifiques et professionnelles refusent de cautionner la recommandation de bonne pratique élaborée par la HAS », 19 juillet 2018. http://www.infectiologie.com/UserFiles/File/spilf/communiques/2018-07-19-communique-de-presse-borreliose-de-lyme.pdf

65. Stanek G., Fingerle V., Hunfeld K.-P., Jaulhac B., Kaiser R., Krause A., *et al.*, « Lyme borreliosis : clinical case definitions for diagnosis and management in Europe », Clin. Microbiol. Infect. 2011 ; 17 : 69-79.

66. Steere A.C., Hardin J.A., Malawista S.E., « Lyme arthritis : a new clinical entity », Hosp. Pract. 1978 ; 13 : 143-58.

67. Steere A.C., Malawista S.E., « Cases of Lyme disease in the United States : locations correlated with distribution of Ixodes dammini », Ann. Intern. Med. 1979 ; 91 : 730-3.

68. Steere A.C., Taylor E., McHugh G.L., Logigian E.L., « The overdiagnosis of Lyme disease », JAMA, 1993 ; 269 : 1812-6.

69. Strizova Z., Patek O., Vitova L., Horackova M., Bartunkova J., « Internet-based self-diagnosis of Lyme disease caused death in a young woman with systemic lupus erythematosus », Joint Bone Spine 2019 ; 86 : 650-651.

70. Van den Wijngaard C.C., Hofhuis A., Wong A., Harms M.G., de Wit G.A., Lugnér A.K., *et al.*, « The cost of Lyme borreliosis », Eur. J. Public Health, 2017 ; 27 : 538-47.

71. Van Dessel N., den Boeft M., Van der Wouden J.C., *et al.*, « Non-pharmacological interventions for somatoform disorders and medically unexplained physical symptoms (MUPS) in adults », Cochrane Database Syst. Rev. 2014 ; 11 : CD011142.

72. Weigel A., Hüsing P., Kohlmann S., *et al.*, « EURONET-SOMA Group. A European research network to improve diagnosis, treatment and care for patients with persistent somatic symptoms : Work report of the EURONET-SOMA conference series », J. Psychosom. Res. 2017 ; 97 : 136-138.

73. Wormser G.P., Dattwyler R.J., Shapiro E.D., *et al.*, « The clinical assessment, treatment, and prevention of Lyme disease, human granulocytic anaplasmosis, and babesiosis :

clinical practice guidelines by the Infectious Diseases Society of America », Clin. Infect. Dis. 2006 ; 43 : 1089-134.

74. Zomer T.P., Vermeeren Y.M., Landman G.W., *et al.*, « Depressive Symptoms in Patients Referred to a Tertiary Lyme Center : High Prevalence in Those Without Evidence of Lyme Borreliosis », Clin. Infect. Dis. 2017 ; 65 : 1689-94.

Remerciements

Aux malades de Lyme et de non-Lyme.

À ma femme et à mes enfants.

À tous mes compagnons de route sur le chemin du Lyme : Les docteurs Élie Haddad (Paris, Beyrouth), Oula Itani (Paris), Gentiane Monsel (Paris) et Robert Sebbag (Paris) ; les professeurs France Cazenave-Roblot (Poitiers), Yves Hansmann (Strasbourg), Christian Rabaud (Nancy), Pascal Cathébras (Saint-Étienne), Cédric Lemogne (Paris) et Benoît Jaulhac (Strasbourg) ; Patrick Chesnet et Jean-Paul Krivine (AFIS, Sciences et Pseudo-Sciences).

Table des matières

Introduction 11

1. Borréliose de Lyme, une maladie *a priori* pas très compliquée 21
La tique coupable : *Ixodes ricinus* 21
La bactérie responsable : *Borrelia burgdorferi* 23
Histoire naturelle 24
Une maladie peu grave 26
Une répartition géographique bien connue 27
Deux classifications 28
L'érythème migrant, stade cutané initial 29
Manifestations viscérales des phases disséminées, précoces et tardives 30
Diagnostic biologique 32
Traitement 35
Prévention de piqûres de tiques 37
Prévention de la maladie de Lyme 40

2. Doutes et incertitudes, recherche et désillusions 43
Le Pr Christian Perronne, figure historique des « Lyme docteurs » 43

Les « Lyme docteurs », une histoire américaine.... 46
Les théories des « Lyme docteurs »,
un beau business.... 49
Incertitudes.... 53
Doutes.... 55
Recherche.... 56
Désillusions.... 59

3. Si ce n'est pas la maladie de Lyme,
qu'est-ce que c'est ?.... 61
Des études françaises aux résultats convergents :
moins de 15 % des malades consultant pour Lyme
sont atteints de maladie de Lyme.... 62
Les maladies infectieuses sont rarement en cause.... 66
Les maladies infectieuses transmises
par les tiques sont exceptionnelles.... 67
Les causes organiques :
des maladies très diverses.... 69
Les troubles fonctionnels, aussi fréquents
que négligés.... 70
Et les 10 % de malades diagnostiqués
avec une maladie de Lyme !.... 76

4. Sur-diagnostic de la maladie de Lyme.... 79
Sur-diagnostic : un phénomène réel et ancien.... 80
Relation médecins (non-spécialistes)-malades
(de Lyme) : un dialogue de sourds.... 81
Une maladie potentiellement difficile.... 83
Une mauvaise définition.... 83
Des classifications diverses.... 84
Un polymorphisme clinique supposé.... 85
La mauvaise réputation des tests sérologiques.... 86

Une amélioration parfois lente des signes après traitement efficace 88
Des malades en errance 89
Une errance de spécialiste en spécialiste 89
Un Lyme à tout prix 91
Des médecins ignorants 93
Certitudes contre doutes 93
Médecins sous influence 94
Croyance en l'existence de formes chroniques de la maladie 95
Sous-diagnostic de la maladie de Lyme 95
Étrange médiatisation 97
La tique attaque 97
La nature vient dans notre arrière-cour 98
Le rôle des témoignages 98
Une controverse mal gérée 99
Réseaux sociaux 100
Perronne et Raoult, je t'aime moi non plus 101

5. Sur-traitement de la maladie de Lyme 105
Un phénomène de mieux en mieux évalué 106
Des patients traités pendant des mois, voire des années 107
Une efficacité équivalente à celle d'un placebo 108
Des ordonnances abracadabrantesques 109
Des ordonnances avec des opiacés 111
Des conséquences potentiellement graves 113
Un coût important 114
Des maladies non diagnostiquées et non prises en charge 117

6. Des politiques sous influence des associations 119

Une proposition de loi pour reconnaître quelque chose qui n'existe pas 120
Un poste de praticien hospitalier tombé du ciel 121
COPIL Lyme 123
La HAS sur le front du Lyme 125
La guerre des recos 128
Les recommandations 2018 de la HAS 128
Les recommandations nationales françaises 2019 des sociétés savantes 131
De nouvelles recommandations HAS 2021 ? 132
Mic-mac à la HAS 134
Les « Lyme centers » 136

7. Harcèlement des experts 139
Une ambiance pénible 139
« Une image vaut mille mots » 141
Pressions psychologiques 141
Une douzaine d'experts concernés 144
Réactions des autorités ? 145

8. Messages aux malades et aux politiques 149
Les médecins et le malade 149
Les universités 151
Les politiques 153
Les malades et le médecin 156

Annexes 159

Références 169

Remerciements 179

Composition et mise en pages
Nord Compo à Villeneuve-d'Ascq

MIXTE
Papier issu de
sources responsables
FSC® C003309

L'éditeur de cet ouvrage s'engage dans une démarche
de certification FSC® qui contribue à la préservation
des forêts pour les générations futures.

Pour en savoir plus :
www.editis.com/engagement-rse/

Cet ouvrage a été achevé d'imprimer en avril 2021
sur les presses de Normandie Roto Impression s.a.s.
61250 Lonrai (Orne)
N° d'édition : 60132/01 - N° d'impression : 2000789

Imprimé en France